MÉDECINE LÉGALE DES ALIÉNÉS

TENTATIVE GRAVE

D'HOMICIDE AVEC PRÉMÉDITATION

MÉDECINE LÉGALE DES ALIÉNÉS

TENTATIVE GRAVE D'HOMICIDE AVEC PRÉMÉDITATION

Rapport médico-légal sur l'état mental de l'accusé

PAR MM.

RENÉ,
Professeur de Médecine Légale à la Faculté de Médecine de Montpellier.

BOUISSON,
Professeur de Clinique Chirurgicale de la même Faculté, Chirurgien en Chef de l'Hôpital Saint-Éloi.

C. CAVALIER,
Professeur-Agrégé de la même Faculté, Médecin en Chef de l'asile public d'Aliénés de Montpellier, **RAPPORTEUR**.

Suivi de quelques Considérations Médicales, par le Rapporteur.

MONTPELLIER

BOEHM, IMPRIMEUR DE L'ACADÉMIE, PLACE DE L'OBSERVATOIRE

1859

MÉDECINE LÉGALE DES ALIÉNÉS.

TENTATIVE GRAVE D'HOMICIDE AVEC PRÉMÉDITATION.

RAPPORT MÉDICO-LÉGAL SUR L'ÉTAT MENTAL DE L'ACCUSÉ.

I.

HISTORIQUE [1].

Dans le séminaire d'Aix, au milieu de la nuit, vers 2 heures, le 21 juin 1857, l'élève Ch. Depousier reçut, pendant son sommeil, un coup d'épée qui détermina dans la région du cou une blessure étendue et profonde, et au bras gauche une autre blessure ayant, comme la précédente, deux ouvertures. Tous les habitants du dortoir dans lequel couchait cet élève, profondément endormis, n'avaient rien vu. Dès les premiers instants du réveil brusque et du tumulte produits par les cris de Depou-

[1] Je crois devoir omettre le préambule fait aux formes de la loi, comme ne présentant aucun intérêt scientifique. — C. C.

sier, l'un des élèves, le nommé L. Rimbaud, demanda au surveillant la clé des lieux d'aisance ; dès qu'il l'eut en sa possession, il s'éloigna pour ne plus reparaître. Rimbaud parvint à ouvrir une porte extérieure, et il se rendit aussitôt sans s'arrêter, à demi-vêtu, chez le commissaire de police, où il arriva quelques instants après l'événement. Mis à part immédiatement et interrogé par ce fonctionnaire quelques heures plus tard, Rimbaud dit qu'il venait se livrer à la justice ; il déclara spontanément qu'il était l'auteur d'un coup meurtrier porté au nommé Depousier. Il raconta dès-lors les principales circonstances de ce fait, les motifs qui l'avaient déterminé ; il accusa l'agitation intérieure qui le tourmentait depuis quelque temps.

Il résulte du rapport de M. le docteur Payan, commis par le juge d'instruction pour examiner l'état de la victime, que la blessure avait été faite avec la lame d'une canne à épée ; que cet instrument, ayant pénétré par la partie latérale droite du cou, à quelques centimètres au-dessous de l'angle de la mâchoire, avait traversé obliquement le cou à une grande profondeur, en arrière des voies aériennes, pour ressortir au-dessous de la partie moyenne latérale du côté gauche; qu'ensuite l'arme meurtrière, suivant la même direction, avait atteint le bras gauche, que la victime endormie tenait relevé sur sa tête ; qu'elle avait pénétré par la face interne du bras, pour ressortir à la face externe près de l'articulation radio-humérale ; et que la pointe de l'épée avait ainsi effectué un trajet total de 40 centimètres.

L'élève Depousier a rendu compte, devant le juge d'instruction, de la sensation qu'il éprouva, dans les termes suivants :

« Pendant la nuit dernière, vers une heure du matin, tandis

»que je dormais profondément, je me suis éveillé me sentant »saisi à la gorge. J'ai éprouvé d'abord un sentiment comme »celui qu'auraient produit des tenailles; en apportant ma main, »j'ai rencontré une arme qui m'avait traversé le cou, je l'ai re- »tirée immédiatement en appelant du secours.... Je n'ai pu me »rendre compte de suite de la cause de cet événement et je n'ai »point vu même l'auteur de cette tentative d'homicide. »

Cette blessure considérable ne fournit que quelques gouttes de sang. Il ne survint aucune complication ; six jours après l'événement, Depousier put facilement, sur le rapport du docteur Payan, se rendre au Palais de justice pour y faire sa déposition. Les plaies étaient, à cette époque, presque entièrement cicatrisées; quelques jours après, elles étaient complètement guéries.

Une instruction commencée aussitôt contre L. Rimbaud, eut pour résultat son renvoi devant la chambre des mises en accusation. L'avocat de l'inculpé demanda alors un supplément d'instruction et une enquête médico-légale; la chambre ne crut pas devoir obtempérer à cette requête, et le nommé L. Rimbaud fut renvoyé devant les assises, sous l'accusation de *tentative d'homicide volontaire avec préméditation*. A l'audience, de nouveaux faits se produisirent sans doute : sur le réquisitoire de M. le procureur général, la Cour, remettant l'affaire à une autre session, ordonna un supplément d'instruction et une expertise médico-légale. — Cette mission médicale fut confiée à M. le docteur Aubanel, médecin en chef de l'asile public des aliénés de Marseille.

Rimbaud fut déposé provisoirement dans l'asile de Marseille; c'est là que M. le docteur Aubanel se livra à un examen approfondi, qui eut pour résultat un rapport aussi savant qu'étendu. Le médecin aliéniste de Marseille déclara, dans ses conclusions, que l'accusé n'avait plus l'intégrité de ses facultés intellectuelles à l'époque où il l'examinait ; il affirma en outre que, dans la journée de l'événement et au moment de la perpétration du fait imputé, Rimbaud était atteint d'aliénation mentale caractérisée, d'une sorte de monomanie homicide; il reconnut que cette maladie remontait à plusieurs mois avant le fait incriminé, et il admit en conséquence l'irresponsabilité pleine et entière de l'accusé.

M. le procureur général, pour rendre plus complète encore l'instruction de cette grave affaire, crut une nouvelle expertise nécessaire.

M. le président des assises, en nous confiant cet examen, nous a posé, dans son ordonnance du 4 décembre dernier, les questions suivantes :

1° Quel est en général l'état mental de Rimbaud ?

2° Quel était cet état mental au moment où le crime qui lui est reproché s'est réalisé ?

3° Cet état était-il tel que Rimbaud n'eût pas la conscience que l'acte auquel il se livrait était un acte coupable ?

4° Obéissait-il, en le commettant, à une force qui, paralysant son libre-arbitre, ne lui laissait pas sa liberté d'action ?

En vertu de cette ordonnance, Rimbaud a été conduit à l'asile public d'aliénés de Montpellier, le 22 décembre dernier, et il y est encore renfermé (2 mai).

II.

Appelés en de pareilles circonstances, nous avons considéré notre tâche comme très-délicate, et nous avons pensé aussitôt qu'un examen des plus attentifs nous était imposé. Nous avons dû nous prémunir soigneusement contre toute présomption hâtive et nous soustraire, dans une juste mesure, à l'influence que doit exercer l'opinion d'un savant aussi estimé que l'est le médecin en chef de l'asile de Marseille. Toutefois nous avons dû tenir compte, suivant notre propre appréciation, des motifs graves consignés dans le rapport médico-légal qui nous a été remis.

Pour atteindre plus sûrement notre but, nous avons cru indispensable de procéder à cette nouvelle enquête médicale, en fouillant le terrain comme s'il n'avait pas déjà été exploré. Quoique résolus à ne négliger aucun moyen d'établir solidement notre conviction, nous nous sommes attachés à ne pas sortir des faits et des appréciations de l'ordre médical.

Les sources auxquelles nous avons puisé les éléments de nos opinions, sont de diverses sortes, savoir :

1° Les pièces de la procédure, telles que les lettres écrites par l'accusé ou à lui adressées, ses interrogatoires ainsi que les dépositions des témoins, etc. Il ne nous appartenait pas de discuter la valeur judiciaire de tel ou tel témoignage; mais nous avons pensé qu'il était de notre devoir d'apprécier leur portée et d'adopter ceux qui nous paraissaient fournir des matériaux de bon aloi, au point de vue médical;

2° Le rapport de M. Aubanel nous a fourni des faits importants et des déductions dont nous avons tiré profit ;

3° L'examen de l'accusé a été l'objet de toute notre attention. Rimbaud a été soumis à une surveillance attentive et prolongée, exercée par des gardiens intelligents qui avaient mission de ne pas le perdre de vue et de le faire causer ;

4° Nous lui avons fait subir nous-mêmes des interrogatoires très-nombreux et très-variés, et un examen direct fréquemment réitéré ;

5° Les réponses, les dires, les récits de toute nature faits par l'accusé ont éclairé notablement les questions que nous avons à résoudre. Le caractère de sincérité, de franchise qu'ils nous ont toujours présenté, nous a frappés dès le début ; aussi avons-nous cru devoir considérer provisoirement comme valables les faits recueillis par cette voie, nous réservant cependant d'en apprécier plus tard à fond et la portée et l'exactitude.

Nous avons cru, en effet, pour suivre un enchaînement logique, devoir laisser de côté, dans la rédaction de la première partie de ce rapport, le soupçon de simulation. Cependant, d'ores et déjà nous devons faire connaître notre opinion raisonnée sur ce point. A la suite d'un examen minutieux et approfondi, nous avons acquis la conviction qu'il n'y a de la part de Rimbaud aucune fiction. Mais les preuves solides, à nos yeux, de cette manière de voir, provenant de l'ensemble des faits, ne peuvent être exposées avec fruit qu'à la fin de l'enquête que nous allons entreprendre. Nous admettons donc pleinement que l'accusé ne simule pas la folie, et que par suite ses paroles sont véridiques ; nous réservant de résoudre en temps et lieu la question très-importante de simulation de folie.

On ne peut, en effet, ne tenir aucun compte des réponses de l'accusé et de ses affirmations; les laisser dans l'oubli, ce serait se priver volontairement de lumières précieuses. Pour connaître pleinement l'état fonctionnel d'une intelligence, l'examen direct ne saurait suffire; l'observation, dans ce cas, ne pouvant porter exclusivement sur des phénomènes matériels, saisissables directement par les sens, est fondée sur des bases plus larges.— L'intelligence a seule parfaitement conscience de ce qui se passe en elle; si elle seule peut le dire nettement, par contre rarement juge-t-elle avec exactitude et impartialité ses propres actes intimes. Une pareille appréciation n'est faite avec justesse que par des étrangers devenus dépositaires des impressions individuelles; et telle a été notre position à l'égard de Rimbaud.

Il est vrai que lorsqu'il s'agit d'une intelligence qui fonctionne régulièrement, nous jugeons de ce qui se passe en elle d'après ce que nous avons vu en nous par intuition, et nous nous trompons rarement. Mais quand on a affaire à une intelligence altérée ou que l'on soupçonne atteinte de folie, les inductions par analogie sont loin d'être aussi légitimes. L'expérience, l'observation des aliénés ont démontré, en effet, que l'examen direct ne peut suffire complètement, dans le plus grand nombre de cas, pour faire connaître l'état des diverses facultés intellectuelles.

La question essentielle de simulation de folie, nous le répétons, ne sera pas pour cela tranchée, elle restera intacte; sa solution, renvoyée plus loin, n'en sera rendue que plus simple et plus sûre. Parvenus à ce point de notre tâche il nous sera plus facile d'apprécier la sincérité des réponses de Rimbaud.

Quelques mots sur l'ordre que nous nous proposons de suivre :

1° Nous constaterons l'état mental de l'accusé pendant son séjour dans l'asile de Montpellier, c'est-à-dire, pendant nos investigations.

2° Nous relaterons les principaux faits observés dans la prison d'Aix et dans l'asile des aliénés de Marseille, et nous y joindrons les réflexions qui en découlent.

3° Nous exposerons notre manière de voir sur l'état mental de Rimbaud antérieurement au fait imputé, depuis sa naissance jusqu'au moment où il fut atteint d'un érysipèle grave. Cette maladie le frappa cinq mois environ avant l'événement.

Nous ferons connaître le changement important survenu dans la situation morale de l'accusé après l'érysipèle, et son état mental jusqu'à l'époque de l'événement.

4° Nous nous appesantirons sur l'état de l'intelligence de l'accusé à l'époque même du fait.

C'est donc vers cette dernière période que convergeront tous les faits que nous aurons recueillis aux autres âges de la vie de Rimbaud. Les éléments de conviction seront plus nombreux et plus solides ; l'existence entière de l'accusé sera mise à contribution pour élucider le point capital de ce rapport.

5° La question de simulation de folie sera vidée.

6° Nous caractériserons la forme du délire.

7° La question de responsabilité nous occupera.

8° Nous répondrons, dans nos conclusions finales, aux questions posées dans l'ordonnance qui nous a donné mandat.

III.

ÉTAT DE RIMBAUD PENDANT SA SÉQUESTRATION A L'ASILE DE MONTPELLIER.

A. L'*habitude extérieure* de Rimbaud présente quelque chose de caractéristique : sa démarche est molle, lente, et parfois saccadée ; timide, et quelquefois brusque ; son attitude est humble et embarrassée. Son visage offre une déviation frappante : le nez est légèrement projeté à gauche ; l'angle de la mâchoire a suivi lui-même cette direction plus notablement encore que cet organe ; les traits de la face et la bouche sont fortement déviés dans le même sens. Quoique les saillies osseuses soient généralement arrondies, quoique la peau soit fine, les yeux veloutés, l'ensemble du visage présente quelque chose d'arrêté et d'anguleux ; ce résultat paraît dû en grande partie à l'espèce de contorsion que nous signalons. Le regard, habituellement voilé, est quelquefois très-vif ; les cheveux sont implantés assez bas sur le front, qui a peu de hauteur ; on remarque, en outre, un aplatissement sensible de la partie antéro-supérieure du crâne. Les muscles du visage sont fréquemment agités de petits mouvements en quelque sorte convulsifs ; quoique assez fréquents, ces mouvements reparaissent à des intervalles variés ; ils ne peuvent être assimilés aux véritables tics non douloureux, dont ils diffèrent par une plus grande irrégularité dans le mode même de production : en effet, ce ne sont pas toujours les mêmes muscles qui sont en jeu ; il en en résulte que la physionomie de Rimbaud prend des aspects bien divers, dans un espace de temps assez court.

En dehors même de ces mouvements, le visage de l'accusé affecte la plus grande mobilité. Tour à tour passive et expressive, riante et triste, réfléchie et distraite, la physionomie de Rimbaud reflète en peu d'instants les émotions les plus diverses ; ce jeune homme rougit avec la facilité des jeunes filles, dont il a du reste quelques allures. Son visage, tout en conservant l'aspect enfantin, offre, surtout à certains moments, une expression de dureté fugitive qui étonne.

Sa parole est douce, quoique un peu gutturale ; ses expressions sont claires, sa facilité de langage assez grande, quoique évidemment affaiblie par la diversité des émotions qu'il ressent. Il est insinuant et paraît désirer de plaire, sans avoir toutefois rien de faux. L'ensemble de sa physionomie respire une grande franchise; on peut cependant supposer que Rimbaud cache encore quelques-unes de ses pensées.

B. L'*état physique* de l'accusé est généralement bon. Ce jeune homme, âgé de 19 ans, est d'un tempérament essentiellement nerveux, quoiqu'il ait dû, dans sa jeunesse, être plus particulièrement lymphatique; sa taille est élancée, sa constitution satisfaisante; ses fonctions s'effectuent régulièrement, cependant la digestion est quelquefois troublée; Rimbaud est sujet à la constipation; il éprouve parfois de la difficulté à digérer : *les aliments me pèsent*, dit-il. Nonobstant ces dérangements digestifs, la nutrition s'effectue bien, et ce jeune homme tend même à à acquérir de l'embonpoint.

L'accusé s'est plaint, pendant les premiers mois de son séjour à Montpellier, d'une céphalalgie opiniâtre. Ce mal de tête était vague, sans limite précise ; médiocrement douloureux, il donnait à Rimbaud tout à la fois la sensation d'un poids intense et d'une constriction intérieure pénible ; d'autres fois il semblait produire des tiraillements profonds dans la tête. Cette douleur, quoique continue, variait beaucoup quant à son intensité ; elle était sujette à des exacerbations peu régulières, quoique assez marquées ; elle était généralement plus forte le soir. — Depuis plus d'un mois la céphalalgie a presque entièrement cessé ; cette disparition a coïncidé avec une amélioration générale dans l'état de l'accusé. Ce jeune homme rêve beaucoup, et il a de fréquentes insomnies.

Rimbaud est très-impressionnable et très-sensible aux moindres variations atmosphériques ; il s'enrhume avec la plus grande facilité.

Il y a une vingtaine de jours, à la suite d'une émotion, il éprouva des palpitations nerveuses très-violentes, suivies d'une véritable syncope, qui se prolongea assez longtemps et inspira même quelques craintes. Cependant il sortit assez brusquement de cet état, et il ne se plaignit d'aucune sensation pénible ; il se disait très-brisé et las. Cet accident ne laissa aucune suite sérieuse ; néanmoins, pendant près de quinze jours, Rimbaud éprouva encore, à des intervalles de plus en plus éloignés, des palpitations assez fortes, qui peu à peu perdirent de leur intensité et cessèrent même tout à fait. Le cœur est d'ailleurs sain et ne présente aucune lésion organique.

C. L'*état mental* de l'accusé répond assez fidèlement à l'habitude extérieure, celle-ci n'étant ordinairement que l'expression plus ou moins vive de l'état psychique.

Indiquons d'abord les caractères principaux de l'*état habituel* de Rimbaud.

La sensibilité a toujours eu, évidemment, chez lui, une prépondérance pour ainsi dire dominatrice. Les perceptions dues aux sens externes sont toutefois moins puissantes que les sentiments, les affections, les passions. La foi religieuse, très-ardente autrefois, paraît avoir éprouvé un affaiblissement marqué; Rimbaud apporte peu de régularité dans ses exercices religieux.

Son intelligence est vive, mais peu étendue; son imagination vagabonde, capricieuse, et propre particulièrement à enfanter des chimères. La mémoire est parfaitement conservée; le jugement est loin d'être juste. Rimbaud ne paraît avoir jamais su peser et juger froidement ce qui l'intéressait ; ses interprétations, même pour les choses les plus simples, sont incomplètes et entachées fréquemment de bizarrerie; les autres facultés n'ont ni une grande rectitude ni une grande puissance. Ce qui manque aujourd'hui particulièrement à l'accusé, c'est l'attention : ce jeune homme est inapte à réfléchir sérieusement et d'une manière suivie sur les objets qui le touchent de plus près. La vivacité fugitive des impressions, l'activité capricieuse et mobile de l'intelligence caractérisent donc éminemment l'accusé Rimbaud.

Ses manières, ses habitudes répondent entièrement à ce mode intellectuel.

Presque toujours dominé par la timidité, la crainte et surtout par la méfiance, Rimbaud se plaît à vivre seul; ce n'est pour ainsi dire que par boutades qu'il recherche la société de ses compagnons; le besoin d'expansion, qui lui est cependant naturel, l'entraîne vers ses camarades, sans être assez puissant pour le retenir avec eux d'une manière durable. Bientôt persuadé qu'on le trahit et qu'il ne doit servir de jouet à personne, il se retire brusquement, sans raison légitime, pour rechercher la solitude, qui, à son tour, ne tarde pas à lui peser. Cette manière de faire a frappé tous ceux qui ont pu l'approcher, elle a paru à tous ne pouvoir être expliquée par des motifs raisonnables. D'ailleurs, les conversations longues et suivies, portant surtout sur le même sujet, paraissent lui être très-pénibles et le fatiguer beaucoup ; elles exigent de sa part des efforts d'attention dont il n'est guère plus capable.

Évidemment Rimbaud n'a jamais été doué d'une grande force de caractère, d'une grande puissance de volonté; et aujourd'hui plus que jamais ses efforts n'ont aucune ténacité.

Quand il cause avec quelqu'un, même sur les matières les plus indifférentes, il paraît être toujours dans l'anxiété ; il interroge du regard la physionomie de son interlocuteur : tantôt il prend en bien tout ce qu'on lui dit ; tantôt, et c'est le cas le plus ordinaire, il interprète de la manière la plus défavorable les paroles les plus bienveillantes ; il éprouve rapidement et tour à tour, en peu d'instants, ces divers sentiments, et sa physionomie révèle nettement ces états opposés de son âme. Quoique porté à l'expansion, il n'a jamais avec personne un complet abandon; et cependant il parle volontiers, et il répond amplement sans résistance à toutes les demandes qui lui sont faites. On ne remarque pas, chez lui, la réserve de l'homme habile et rusé ; on observe plutôt l'entraînement de l'individu qui, tout en s'abandonnant, voudrait pouvoir obéir à ses méfiances continuelles.

Plein d'amour-propre, d'orgueil et surtout de vanité, rêvant toujours un piédestal, dominé par l'ambition la plus bizarre et la plus mesquine, Rimbaud se plaît à combiner des aventures extraordinaires. Nous serions portés à croire qu'il éprouve encore aujourd'hui une secrète et vaniteuse satisfaction d'avoir fait parler les journaux de lui et d'avoir, comme il le croit, attiré les regards du monde entier; au fond, sans doute, il pense être devenu un grand personnage, un homme célèbre.

A Montpellier, comme à Marseille, on a remarqué une mobilité excessive dans son humeur. Tantôt passant quelques heures dans une gaieté extrême, riant de tout, des choses même les moins plaisantes, et souvent sans incitation d'aucune sorte; tantôt triste, taciturne, l'œil sec, le visage assombri par les paroles les plus amicales; tantôt encore disposé à pleurer comme une femme nerveuse et sans savoir pourquoi, Rimbaud ne conserve jamais longtemps les mêmes dispositions morales. Il est remarquable qu'elles se succèdent chez lui rapidement, sans raison, sans motif provocateur. Habituellement ce jeune homme paraît préoccupé, triste et rêveur.

Rimbaud est d'ailleurs docile; il se soumet facilement à la règle; il ne paraît nullement animé, même secrètement, de l'esprit d'insubordination; il suit parfaitement une conversation, pourvu qu'elle ne soit pas trop longue; dans ses réponses, il montre de l'intelligence et quelquefois même de l'esprit, mais fréquemment de l'exaltation, de l'excitabilité.

Tels sont les faits que nous a présentés l'examen direct et attentif de l'accusé. Ces particularités n'établissent pas, à elles seules, l'existence de la folie; mais elles ont de la valeur, parce qu'elles accompagnent presque toujours cette maladie. Nous devons, en effet, faire remarquer avec une certaine insistance que les aliénés dont l'intelligence n'est pas affaiblie présentent en général la plupart des modes intellectuels, des habitudes morales et des actions bizarres que nous avons retrouvés chez Rimbaud. Ce sont des signes d'une grande portée, en tant qu'ils peuvent confirmer irréfragablement les motifs puisés dans un autre ordre de considérations. C'est à ce point de vue que nous aurons à apprécier l'importance des phénomènes que nous décrivons.

L'état habituel de Rimbaud, que nous venons de faire connaître, nous fournit déjà quelques indications utiles. En poussant plus loin nos investigations, nous avons découvert des signes d'une plus haute valeur.

Les *actes* de l'accusé ont offert parfois un caractère insolite plus marqué. C'est ainsi que, sans provocation, il a cherché à éteindre le gaz, tout comme le ferait un enfant. Peu de temps après son entrée dans l'établissement, il a été agité pendant quelques jours : il a fait des grimaces, des singeries, puis il s'est incliné et a mis le genou à terre ; se relevant brusquement, il a renversé son chapeau, lui a donné la forme d'un entonnoir, et ensuite il l'a mis sur sa tête. Un de nos aliénés, ancien séminariste, avec lequel Rimbaud s'est le plus lié, lui a demandé « pourquoi il faisait cela, que c'était bon tout au plus en pleine » campagne, et que, même là, ce serait ridicule. » L'accusé a répondu qu'il « ne savait pas pourquoi il le faisait, qu'il igno- » rait s'il était homme ou femme. »

Il s'est promené fréquemment dans la cour, de grand matin et au cœur de l'hiver, tête nue et comme en proie à une sorte d'exaltation. Il voulait se faire donner des ciseaux pour couper la doublure de son manteau, dans le but d'en faire une cravate, quoiqu'il en eût déjà une très-convenable.

Un autre jour, il voulait s'allonger sur le sol, afin qu'on lui jetât sur le corps de la terre que l'on transportait dans la cour : il voulait être enterré, disait-il. Il a révélé d'ailleurs un très-grand nombre de fois aux gardiens l'intention de se suicider et le désir d'être bientôt guillotiné ; il a supplié plusieurs fois les personnes qui l'entouraient de le faire mourir. Il a même découvert sa poitrine, en disant à l'un des gardiens : « Donnez-moi un coup de couteau, faites-moi mourir ! » Il a manifesté, dans une autre circonstance, le désir de s'embarquer sur un bâtiment, afin de pouvoir se jeter dans la mer et y servir de pâture aux poissons. Plus tard, il a demandé du poison au sous-surveillant chef ; quelques jours après il en a réclamé de nouveau à divers gardiens. Les idées de mort, de suicide, sont celles qui paraissent le tourmenter le plus et l'obséder le plus fréquemment.

Il lui est arrivé de donner à un aliéné inoffensif un violent coup de pied, parce que celui-ci voulait entrer en conversation avec lui ; plus tard, il a craché à la face du même malade, sans motif, et pendant qu'il s'amusait tranquillement à jouer aux cartes avec lui.

Quelques mois après son entrée à l'asile, l'agitation reparaissait de temps en temps ; on l'a vu prononcer des jurements, et même une fois apostropher de loin l'aumônier de l'asile, avec lequel il n'avait eu aucun rapport suivi, en lui criant : brigand ! On a remarqué qu'il bénissait souvent la soupe, et un jour, pendant qu'il jouait paisiblement aux cartes, il a fait brusquement des grimaces et puis il a béni les cartes qui étaient devant lui.

Les surveillants l'ont vu très-souvent parler sans interlocuteur et rire tout seul aux éclats.

Ses paroles, son langage sont dignes de fixer l'attention. Un jour il a affirmé qu'il voulait se faire évêque, mais qu'il pensait que ce qu'il avait fait lui porterait préjudice. Un autre jour, il a dit qu'ayant entendu et senti, la nuit précédente, quelque chose dans la paillasse, il avait cru que le diable venait l'emporter : il a raconté que, saisi par la frayeur, il avait fortement crié. Il a prétendu avoir le pouvoir de prédire l'avenir : il a annoncé à plusieurs personnes bien portantes leur mort prochaine, et il a déclaré que, quant à lui, il était immortel. Plus tard, il a ajouté : « tout le monde meurt, et je ne meurs jamais ; » puis il s'est arrêté brusquement au milieu de sa conversation pour dire : deux et deux font quatre, je vous le prouverai ; » et après ces mots il s'est séparé brusquement des gardiens ; mais bientôt il est revenu sur ses pas pour leur dire : « Si je voulais, je vous ferais »aide de camp de l'Empereur, ou maréchal de France ; » et aussitôt il les a de nouveau quittés pour aller s'appuyer contre une porte, à quelque distance, et il a eu l'air de réfléchir. Un surveillant étant venu lui demander le sujet de ses réflexions, Rimbaud a répondu : « Il vaudrait mieux que le diable et Lucifer me »prennent que de rester sur cette terre. »

Il a paru fréquemment dominé par l'idée de possession ; il a même dit qu'il priait Dieu et puis le diable, mais que tout cela n'aboutissait à rien, qu'il voulait demander au diable de le changer en une jolie demoiselle. Une autre fois, il a répété à haute voix et en présence de la sœur de service, la profession de foi musulmane : « Il n'y a pas d'autre Dieu que Dieu, et Mahomet » est son prophète. » Puis il a prié la sœur de lui donner quelque chose de bon, car autrement le diable l'emporterait; un autre jour il a dit que M. Cavalier l'ensorcelait. Un soir, en se couchant, il a recommandé qu'on lui laissât la croisée ouverte, parce qu'il avait peur.

Les idées se rapportant à la vanité, à la beauté, aux questions de sexe, ont été, de sa part, l'objet de préoccupations fréquentes. Il se vante souvent d'être joli garçon ; il se regarde avec complaisance au miroir, et il s'empresse de dire qu'il est joli et vaniteux. Il a prétendu qu'à Marseille des dames sont venues pour le faire causer, et qu'aussitôt il s'est fait couper les cheveux pour ne pas paraître si beau. Dans l'asile, en racontant qu'il avait vu la duchesse d'Orléans, il ajouta qu'elle avait été sensible à ses regards, mais qu'il ne voulait pas d'une femme mariée. (L. Rimbaud devait avoir dix ans à peine quand il a vu cette princesse.)

Il a manifesté fréquemment une méfiance excessive, non-seulement par ses actes, mais encore par ses paroles. C'est sous l'influence de ce sentiment qu'au mois de février dernier, l'accusé a dit que tout le monde lui en voulait, que le bon Dieu était à la tête de ses ennemis, et que plus il le priait, plus il devenait malheureux.

Les paroles, les actes que nous relatons ne sont pas les seuls dignes d'attention, parmi ceux que les surveillants ont observés. Dans l'impossibilité de les rapporter tous, nous avons dû nous borner à citer les plus saillants.

Avant de terminer cet article, nous devons consigner une remarque très-importante qu'il nous a été donné de faire. Nous avions particulièrement recommandé aux surveillants d'examiner les actes et d'écouter les paroles de l'accusé, *à l'insu de ce dernier*, aussi souvent que possible. Ces agents ont saisi, dans cette condition, bien des paroles bizarres et bien des faits tout à fait semblables à ceux que nous avons rapportés; ils ont pleinement reconnu que Rimbaud ne paraissait, au point de vue de la manifestation de ses idées, nullement incité par la présence de ses compagnons ou même des gardiens. L'accusé a dit, au contraire, au surveillant-chef que, s'il était seul dans une chambre, il ferait beaucoup de folies; mais que, devant les autres, il n'osait pas et se retenait.

Nous devons déclarer ici que Rimbaud est loin de se livrer d'une manière continuelle à des actes bizarres, et que ses paroles ne sont pas toujours déplacées ; le plus souvent, au contraire, ses actes et son langage sont raisonnables, quoique presque toujours empreints de quelque bizarrerie. Bien rarement Rimbaud a été, dans l'asile, ce que sont les autres hommes.

Nous avons eu le soin de confier Rimbaud à des surveillants intelligents et sûrs, afin de pouvoir ajouter la foi la plus entière aux rapports qu'ils auraient à nous faire. En outre, les récits dont nous ne venons de transcrire que quelques fragments, émanent de surveillants différents ; ils ont été contrôlés de manière à ne pas laisser la plus petite place à la suspicion ; un certain nombre de ces comptes-rendus viennent directement d'un préposé capable, du surveillant-chef.

Tels sont les principaux rapports qui nous ont été faits par les divers agents préposés à la surveillance de Rimbaud. Ils n'ont pas hésité à qualifier du nom de folies les actes et les paroles de ce jeune homme, et à le considérer comme frappé d'aliénation mentale. Le surveillant-chef, homme expérimenté en pareille matière, nous a dit de la manière la plus nette, et en dehors de toute influence morale de notre part, que Rimbaud est évidemment aliéné. Nous rapportons ces opinions à titre de renseignements, parce qu'elles émanent d'agents intelligents qui, par suite de leur contact assidu avec les aliénés, ont acquis, à ce sujet, une certaine habileté.

Mais apprécions par nous-mêmes les récits que nous venons de relater.

Des paroles, des actes pareils à ceux que nous avons transcrits ne paraissent pouvoir émaner que d'un homme en délire. Celui-là seul dont le jugement est troublé, l'imagination pervertie, les sentiments déviés, la volonté affaiblie, peut faire et dire de telles choses.

De cet examen il ressort déjà une forte présomption d'aliénation mentale, sinon même une certitude. Mais l'étude attentive que nous avons faite nous-mêmes de l'inculpé jettera un jour plus vif encore sur cette question. Nous ne rapporterons ici que les observations qui ne font pas double emploi avec celles effectuées par les surveillants et consignées dans les pages précédentes.

Nous ne reviendrons pas sur l'attitude, les manières, le langage de l'accusé; nous nous bornerons à relater les paroles les plus importantes recueillies par nous dans les nombreux interrogatoires et examens que nous lui avons fait subir. Nous insisterons particulièrement sur l'impression qu'elles ont produite en nous.

Rimbaud parle sans hésitation, sans réserve; évidemment il dit tout ou à peu près tout ce qu'il sait; il s'est montré avec nous toujours franc, sincère, éloigné par nature et par habitude de tout mensonge et de toute hypocrisie. Il paraît même souvent prendre plaisir à dérouler son histoire, qu'il raconte, du reste, avec simplicité. Son langage est dénué d'emphase, quoique Rimbaud paraisse s'exalter avec facilité et s'abandonner volontiers à des sentiments surexcités par une imagination désordonnée. Il pousse fréquemment des soupirs, au milieu de phrases qui ne paraissent nullement devoir les provoquer.

Rimbaud nous a longuement raconté sa vie, ses peines réelles et imaginaires, ses préoccupations naturelles ; il nous a dépeint au vif son excessive sensibilité; il a dévoilé lui-même son extrême mobilité. Tout en rejetant absolument et avec indignation l'idée qu'il a été et qu'il est fou, il a reconnu que, dans le cours de son existence, il a rarement agi, parlé, pensé surtout comme les autres hommes. Il nous a fait sans détour, sans réticence, l'entier récit de l'événement malheureux qui a déterminé son incarcération. Nous résumons ici ce que nous avons entendu en divers interrogatoires:

« Depuis assez longtemps, et notamment depuis plusieurs »mois, je sentais se produire dans mon être moral un change- »ment inoui ; la plupart de mes affections anciennes avaient dis- »paru ; d'autres plus nouvelles, et particulièrement celle pour »mon condisciple Depousier, avaient acquis un degré de violence »que je ne puis comprendre encore aujourd'hui ; cet élève était

»devenu pour moi le monde entier ; je lui aurais avec joie tout »sacrifié, je lui aurais donné ma vie. Je ne sollicitais qu'un peu »d'affection de sa part ; je n'exigeais pas autre chose, je ne dé»sirais rien de plus. Mes sentiments à son égard étaient très»exaltés, mais toujours purs ; ils n'ont pas cessé un seul jour de »l'être. — Quel mobile m'a poussé à tuer celui que j'adorais »plus que moi-même? Je ne puis au juste vous l'expliquer, parce »que je ne puis moi-même le comprendre entièrement. Toutefois, »voici les principales idées qui occupaient mon esprit dans la »journée même de l'événement. — Mes classes touchant à leur »fin (le temps n'avait guère de durée pour moi, tant à mes yeux »l'avenir acquérait de réalité et se confondait avec le présent), »mes classes touchant à leur fin, je ne pourrai plus le voir, me »disais-je ; je ne pourrai plus lui donner des témoignages de »mon affection, tandis que d'autres pourront l'aimer et le lui »dire. Eh bien ! en le tuant, personne plus ne l'aimera. Le refus »de Depousier de correspondre à mes vœux n'a été qu'une cause »accidentelle qui, tout en faisant naître en moi du dépit, n'a pas »été la seule cause déterminante de ma résolution. L'idée d'une »vengeance à exercer sur lui n'a pas occupé un seul moment »mon esprit. » Rimbaud est revenu à plusieurs reprises sur cette affirmation ; il a protesté, dans toutes les conversations qu'il a eues avec nous, de la pureté de son affection. Dans cette circonstance, son accent, sa physionomie ont toujours pris ce caractère d'énergique sincérité que la vérité peut seule avoir. C'est ainsi que parlent les aliénés, quand ils racontent sérieusement les conceptions même les plus extravagantes et qu'ils en garantissent la parfaite exactitude.

« J'étais obsédé depuis longtemps par des idées que je n'avais »jamais eues et qui me rendaient bien malheureux. Je voulais »faire quelque chose d'extraordinaire, quelque chose qui ne se »fût jamais vu. Tantôt je prenais la résolution de me faire pro- »testant. Que dirait-on d'un séminariste qui abandonne sa reli- »gion, qui abjure publiquement! Je voulais me donner au diable, »et je lui ai adressé bien des demandes. Tantôt, au contraire, »j'invoquais Dieu et le priais avec ardeur de me délivrer de toutes »les idées terribles qui m'obsédaient; mais les tourments persis- »taient, et je revenais au diable, etc., etc.

» D'autres fois, l'idée de me distinguer par quelque crime »atroce me dominait. J'eus bien souvent la pensée de me suicider, »et je cherchai même à m'empoisonner; j'eus aussi la pensée de »tuer quelqu'un; ce désir devint de plus en plus énergique, de »plus en plus persistant. Je ne savais à qui adresser mes coups: »je songeai d'abord à mes professeurs; la plus légère contra- »riété éprouvée par moi semblait fixer mon choix; puis j'hésitais »et je ne voulais plus. Mais il est évident pour moi que, dominé »de plus en plus par cette pensée terrible, je devais tôt ou »tard finir par tuer quelqu'un, et peut-être même le premier »venu.

» Depuis deux mois environ, mille conceptions s'entrecroisaient »dans mon esprit et ne me laissaient guère de repos; la nuit je » veillais ou j'étais tourmenté par des rêves affreux. Les idées » qui naissaient en moi avaient peu de fixité; généralement elles » surgissaient, disparaissaient, en faisant place à d'autres, puis » reparaissaient plus ou moins transformées. Ces idées étaient » souvent vagues et fortement enchevêtrées les unes avec les

» autres. Le travail m'était devenu pénible et parfois même im- » possible. Ma tête était brûlante, douloureuse, et comme serrée » dans un étau. Un dégoût insurmontable s'était emparé de moi; » l'existence me pesait, et elle me pèse encore. Je voulais en finir » à tout prix; une horrible tristesse m'enveloppait presque con- » stamment. Pourtant il arrivait quelquefois que, passant d'un » extrême à l'extrême opposé, je me sentais une joie intérieure, » inexplicable, et que tout provoquait en moi l'hilarité. J'étais » ordinairement bien malheureux, parce que je souffrais et parce » que, essayant quelquefois de lutter contre ces idées atroces, je » me voyais bientôt vaincu. Le plus souvent je m'y abandonnais » sans essayer de les maîtriser et même avec une sorte de vo- » lupté. La vue seule de Depousier avait le pouvoir d'amener » un peu de détente dans mon esprit et de me donner de trop rares » instants de calme. Il se passait depuis plusieurs mois quelque » chose d'indéfinissable dans ma tête.

» Les jours qui ont précédé l'événement, et notamment la veille, » j'étais plus obsédé, plus tourmenté que jamais. Le jour même, » dès que j'eus pris fortement la résolution que vous connaissez, » je fus plus tranquille, parce que je ne songeais plus qu'à cette » idée et aux moyens de la réaliser; la pensée d'un remords pos- » sible après le meurtre ne m'est pas seulement venue.

» Au moment de la réalisation, j'étais dans un trouble inex- » primable, je ne savais plus ce que je faisais; et je ne me rap- » pelle pas la sensation que j'ai dû éprouver quand j'ai donné le » coup meurtrier.

» Dans la prison d'Aix et même à Marseille, je ne me suis » jamais sérieusement préoccupé des suites de mon affaire; je

» voulais d'ailleurs être guillotiné. » Aujourd'hui même il n'a pas une idée nette de l'infamie d'un pareil supplice.

Rimbaud va, du reste, au-devant de toutes les charges; c'est ainsi qu'il nous a raconté, avec une sorte de complaisance, l'essai de suicide qu'il a fait sur lui-même et la tentative d'empoisonnement, non motivée, sur un de ses condisciples, le premier venu pour ainsi dire. Il parle sans peine aussi d'un vol de 100 fr. qu'il a commis, chez un marchand, à l'âge de treize ans.

On peut dire d'une manière générale que Rimbaud a l'air de faire des récits qui ne le touchent en rien, et d'oublier que sa tête est en jeu. Il a le même accent, la même attitude, quand il raconte quelque particularité très-sérieuse et quelque histoire indifférente; il s'étend également et sans aucune provocation sur les faits qui le chargent le plus et sur ceux qui atténuent son crime. Cette observation est frappante et de la plus haute importance, parce qu'on la fait presque toujours sur les aliénés exclusivement et non pas sur les jeunes criminels.

Quand on demande à Rimbaud s'il a du regret d'avoir commis un crime si atroce, il répond : « Oui, sans doute, je voudrais » ne pas l'avoir fait, je regrette d'avoir fait du mal à Depousier, » et je vois que ma carrière est brisée. » Si l'on ne se contente pas de cette affirmation dite avec froideur, et que l'on examine attentivement le geste, le regard, l'expression, on reconnaît bientôt que ce regret n'est que médiocrement vif et que Rimbaud, même aujourd'hui, ne comprend pas pleinement la portée morale de son acte. Quant aux conséquences criminelles il les saisit, puisqu'il pense qu'il doit être tué; mais il n'a pour ce fait qu'une horreur bien tiède. C'est ainsi que parlent tous les aliénés, c'est ainsi qu'ils jugent les malheurs même les plus horribles qu'ils ont causés. De pareilles appréciations sont caractéristiques ; un criminel, et surtout un jeune criminel, qui serait, comme dans le cas actuel, hors d'état de rien nier, affecterait un repentir exagéré.

Pendant les deux ou trois mois qui ont précédé l'événement, Rimbaud éprouvait un agacement extraordinaire : son système nerveux était vivement surexcité et perverti dans ses fonctions. C'est ainsi qu'il ressentait fréquemment des tiraillements, des crispations ; sa poitrine était parfois oppressée, et il se croyait sur le point d'étouffer ; il sentait le besoin d'air et se voyait dans la nécessité de gagner brusquement la cour, où ses fonctions reprenaient leur équilibre.

Nous laissons de côté un très-grand nombre d'observations qu'il nous a été donné de faire dans le cours de nos interrogatoires, parce que la plupart font double emploi avec celles qu'a recueillies M. le docteur Aubanel, et que d'autres n'ajouteraient rien à celles que nous venons de rapporter et que nous considérons comme éminemment convaincantes.

Résumons en peu de mots les observations faites à l'asile.

L'habitude extérieure, la physionomie, l'accent, les dérangements digestifs, les troubles convulsifs du système nerveux, que nous avons signalés chez Rimbaud, donnent déjà des indices de folie. Le peu de fixité des idées, le peu de sûreté du jugement, même dans les choses indifférentes, la surexcitation morbide de la sensibilité proprement dite et du sentiment, l'exaltation de l'imagination, les bizarreries nombreuses et non motivées, les actes et les paroles délirantes, la forme du langage, la sincérité évidente de ses récits, les accusations dont il se charge volontairement, ses mœurs, ses habitudes, la mobilité étonnante de son humeur et de son caractère, etc., tout révèle un trouble profond des facultés intellectuelles les plus essentielles.

Nous concluons des faits ci-dessus relatés que, dans notre établissement, Rimbaud s'est livré à des actes et qu'il a tenu des propos caractérisant l'aliénation mentale. L'accusé est donc évidemment atteint de folie, si ses actes et ses paroles ne sont pas inspirées par la ruse. Ce dernier point sera élucidé plus tard, comme nous l'avons dit.

Il importe toutefois que nous constations l'amélioration sensible que nous a présentée la santé physique et morale de Rimbaud dans ces derniers temps. En effet, depuis un mois environ, l'accusé est plus calme ; il n'est plus maîtrisé aussi impérieusement par le délire ; les idées raisonnables, les affections légitimes ont plus d'empire sur lui ; les fonctions naturelles sont plus régulières et l'embonpoint commence à se manifester. Mais cet état doit-il être considéré comme une guérison, une intermission, ou une simple rémission ?

Le retour à la raison est loin d'être complet, le jugement n'a pas recouvré la justesse normale ; les appréciations de Rimbaud, quoique moins extravagantes, sont encore fréquemment erronées ; ce jeune homme (fait important) ne se rend pas un compte exact, entier, et de sa folie passée, et de son état actuel ; en un mot, sauf l'intensité, le délire est le même. Nous sommes du reste persuadés que Rimbaud, qui sent encore la nécessité d'obéir aux convenances sociales, peut, aujourd'hui que l'excitation est moins vive, parvenir à taire des idées et des incitations délirantes qu'il sait ne devoir pas être approuvées. Nous pensons que le calme est encore plus apparent que réel, et qu'en résumé, la période actuelle doit être considérée comme une simple rémission. Tout fait supposer, en effet, qu'après un apaisement plus ou moins long, plus ou moins marqué, l'agitation reparaîtra, et avec elle les manifestations caractéristiques d'un délire violent.

Néanmoins la guérison n'est pas absolument impossible. L'achèvement de l'évolution sexuelle, qui a eu quelque influence sur le développement et la forme de la folie, peut même favoriser la guérison; mais, dans tous les cas, le retour complet et *durable* à la raison est éloigné. Quelle que soit la marche de la maladie, il importera toujours, nous le pensons, d'avoir une grande circonspection et de ne pas se laisser convaincre par des apparences, pour si probantes qu'elles puissent paraître au premier abord. En effet, on observe parfois, dans l'espèce de folie dont Rimbaud est atteint, des *rémissions* assez considérables pour faire prévoir un retour à la raison ; mais la réapparition du délire, au bout d'un temps plus ou moins long, vient dissiper les espérances qu'on avait conçues.

IV.

ÉTAT DE RIMBAUD APRÈS L'ÉVÉNEMENT, PENDANT SON SÉJOUR A AIX ET A MARSEILLE.

A. *Séjour à la prison d'Aix.* — Les dépositions du docteur d'Astros et du gardien-chef des prisons nous fournissent des indications importantes sur cette partie de l'existence de Rimbaud.

Le docteur d'Astros a dit notamment devant M. le juge d'instruction : « Dans la prison, j'ai trouvé à Rimbaud une conduite »extraordinaire ; ainsi je l'abordais quelquefois et la conversa- »tion s'engageait entre nous, il me quittait brusquement au »milieu d'une phrase que je lui adressais ; j'avais beau l'appeler, »il s'en allait sans répondre. » Nous avons remarqué pareille chose dans l'asile de Montpellier ; cette concordance donne à ce fait une plus grande valeur.

Le médecin des prisons ajoute : « Lorsque je causais avec lui, »il m'a souvent dit qu'il se passait quelque chose d'indéfinissable »dans sa tête, qu'il ne se sentait pas maître de lui, qu'on lui »laissait trop de liberté, et qu'il ne pouvait pas répondre de ce »qui arriverait. » Rimbaud nous a tenu souvent un langage analogue. Nous constatons cette circonstance, afin de faire remarquer la constance des affirmations de l'accusé, constance sur laquelle nous aurons à revenir.

M. d'Astros dit encore : « Rimbaud a paru atteint de *lypé- »manie*, ou aliénation dont la mélancolie fait le fond. Cette mé- »lancolie était, chez lui, à la fois *suicide* et *homicide* ; il m'a »paru dégoûté de la vie, car un jour, etc. . . . . » Ce médecin raconte que Rimbaud lui a témoigné le désir d'être guillotiné. Nous avons observé ici un pareil dégoût de la vie, une tendance au suicide prononcée.

Le gardien-chef des prisons est plus explicite encore. Il rapporte, entre autres faits, divers actes de folie accomplis par Rimbaud, qui se disait poursuivi par un spectre. Les phénomènes observés par cet agent sont analogues à ceux que nous avons recueillis à Montpellier ; les manifestations ont à peu près la même forme à ces deux époques. Dans la prison toutefois, Rimbaud a eu plus d'agitation qu'à Montpellier ; cela tenait à ce que le délire, quoique ayant le même caractère, était plus violent.

Les faits racontés par ces témoins sont tout à fait probants ; ils démontrent pleinement l'existence de l'aliénation mentale, à une époque très-rapprochée de l'événement. Ces témoignages nous apprennent que dès-lors la maladie mentale présentait les mêmes caractères qu'aujourd'hui.

B. *Séjour à Marseille.* — Admis à l'asile de Marseille le 31 août 1857, Rimbaud y a demeuré jusqu'au 11 décembre suivant. Pendant tout ce laps de temps, il a été soumis à l'examen assidu de M. le docteur Aubanel, médecin en chef de cet établissement. Les résultats de cette observation prolongée sont consignés avec détail dans le rapport médico-légal de ce praticien. Nous croyons inutile de les transcrire ici et même de les résumer. Qu'il suffise de rapporter quelques-unes des particularités les plus notables recueillies à cette époque.

Rimbaud a été agité à diverses reprises, moins cependant que dans la prison ; « on l'a vu plusieurs fois se promener avec une »vitesse incroyable, marcher avec une sorte d'exaspération, fai»sant des gestes, levant les mains au ciel, marmottant diverses »paroles, paraissant en proie à quelque cause d'irritation. »....
« Dans les premiers jours de son admission dans l'asile, il a »déchiré en divers morceaux une blouse qu'il avait apportée de »la prison. Plus tard, un mois après environ, il a déchiré »également une cravate et les parements d'une veste de l'éta»blissement. Il eût déchiré complètement ce vêtement, sans

»l'arrivée d'un servant, qui ne lui permit pas de continuer. Il »était calme et sans excitation en ce moment. Interrogé sur cet »acte, il a répondu qu'il faisait cela sans motif, sans aucun but, »ne pouvant *s'en empêcher*, quoique sachant que c'était mal »fait. »

L'accusé a présenté du reste, à peu de chose près, l'attitude, les habitudes, les manières, la mobilité, la méfiance, la brusquerie, les bizarreries, les extravagances que nous avons retrouvées à Montpellier. Il s'est plaint, dès la première entrevue avec le docteur Aubanel, de céphalalgies : «elles me font horriblement »souffrir par intervalles, disait-il, j'éprouve toujours vers le front »quelque chose d'indéfinissable, etc.»

Le langage de ce jeune homme a été relaté dans ses détails par le médecin de Marseille ; aussi le récit de ce praticien complète-t-il l'exposé que nous avons fait nous-mêmes des principaux dires de l'accusé. Nous avons remarqué en effet, et c'est là une circonstance de la plus haute importance, sur laquelle on ne saurait trop insister, que les discours de Rimbaud rapportés par le docteur Aubanel sont identiques, et dans le fond et dans la forme, à ceux que nous avons entendus à Montpellier. Les expressions elles-mêmes n'ont pas varié sensiblement; Rimbaud, pour raconter les mêmes événements, se sert exactement des mêmes termes, et il est bon de remarquer que ces termes sont parfois insolites et même bizarres, tels, en un mot, que ceux que les aliénés affectionnent; *sur aucun point*, l'accusé n'a varié dans ses dires. A des questions imprévues et posées d'une manière différente, il a fait constamment des réponses identiques.

M. Aubanel, fort de son expérience bien connue, a affirmé

que les faits observés par lui établissaient pleinement l'existence de la folie à cette époque.

La lecture de cette partie du rapport de M. le docteur Aubanel nous a autorisés à penser que, pendant sa séquestration à Marseille, l'accusé était atteint de la forme d'aliénation mentale qu'on avait observée à la prison et qu'on a constatée à Montpellier.

En résumé, Rimbaud, depuis le terrible événement du 21 juin, a donné des signes nombreux d'aliénation mentale; nous ajouterons que, sauf l'intensité, cette maladie a présenté, à Aix, à Marseille et à Montpellier, les mêmes caractères essentiels. Cette dernière concordance, résultant d'observations faites en divers pays et par des personnes différentes, a une importance qui ne peut être méconnue.

Nous avons maintenant à nous occuper de cette partie de la vie de l'accusé antérieure au fait incriminé. Nous limiterons cette époque au jour qui a précédé immédiatement celui de l'événement. Quand la vie entière de ce jeune homme sera connue, nous pourrons faire servir les documents recueillis dans toutes les phases de cette existence, à l'élucidation de la question capitale qui nous a été posée : la responsabilité de l'accusé.

V.

ÉTAT DE L'ACCUSÉ ANTÉRIEUREMENT AU FAIT IMPUTÉ.

A. *Jeunesse de Rimbaud jusqu'à l'adolescence.* — D'après le dire des parents, recueilli par le Dr d'Astros, l'accusé aurait eu « à l'âge de 3 ans une maladie au cerveau qui avait mis fort » en peine sa famille. » On ne peut douter, en effet, que la contorsion frappante de la face de ce jeune homme ne soit le résultat d'une maladie sans doute de nature convulsive, remontant positivement à la première enfance ; les données scientifiques suffiraient presque, en dehors de tout témoignage, à établir cette dernière affirmation.

Nous avons du reste peu de détails sur l'enfance et la jeunesse de Rimbaud. Nous savons seulement que ce garçon a vécu continuellement avec des personnes très-pieuses, qu'il quittait rarement sa famille, composée exclusivement de femmes (Rimbaud avait perdu fort jeune son père), qu'il a été élevé dans les principes d'une dévotion rigide et peut-être même scrupuleuse.

Trois témoins, tous voisins de la mère de Rimbaud, sont venus déposer que, dès sa jeunesse, ce garçon s'était livré à des bizarreries inconcevables, qu'il avait fait des extravagances bien ridicules. En faisant la part de l'exagération, il n'en reste pas moins établi que vers l'âge de 10 à 12 ans, l'accusé montrait une grande légèreté, une excessive mobilité, et qu'il se plaisait à des puérilités que n'expliquaient ni son âge ni son éducation éminemment réservée.

Vers l'âge de 13 ans, Rimbaud, ayant dérobé quelque argent à sa mère, s'enfuit à Marseille, sans motif plausible, dans le but seulement de voyager ; il ne se préoccupa nullement des inquiétudes de sa famille, et il ne revint que, lorsque son argent étant épuisé, il fut rencontré par une personne de sa connaissance.

Dans cette période de sa vie, Rimbaud parvint, si on l'en croit, à soustraire 100 fr. à un marchand ; mais celui-ci a déclaré ce vol impossible et a toujours refusé d'y croire. Nous n'avons absolument pour garant que l'affirmation de l'accusé, qui, chose assez étonnante, a mis, pendant l'instruction, le plus grand empressement à dévoiler ce vol inconnu de tous, et la plus grande ténacité à en confirmer la réalité, malgré les dénégations du marchand. Plus tard il a paru se complaire à le raconter dans tous ses détails.

D'abord admis comme pensionnaire au séminaire d'Aix, Rimbaud devint externe, et plus tard interne.

B. *Adolescence de Rimbaud jusqu'à l'époque où il fut atteint d'un érysipèle grave.* — Cette partie de l'existence de ce jeune homme s'est passée au séminaire; pendant les trois dernières années, il fut interne.

Rimbaud, a dit un des surveillants, « était d'une piété édi-»fiante, seulement il montrait parfois un caractère un peu incon-»stant et bizarre; il était doux, poli et très-soumis. » Tous, élèves et professeurs, s'accordent à dire que ses mœurs étaient très-pures, sa conduite régulière; tous vantent surtout sa piété. M. le Supérieur du séminaire est entré à ce sujet dans de plus grands détails: « Il était d'un caractère scrupuleux et très-mé-»ticuleux.... » Plus loin, le Supérieur parle encore *des scrupules continuels* de ce jeune homme, et il ajoute: « Pendant ces »trois dernières années, malgré ses peines de conscience, il édi-»fiait tout l'établissement par son assiduité à remplir ses devoirs »religieux et principalement en fréquentant la sainte Table.... »

M. le Supérieur donne des renseignements très-précis sur le caractère de cet élève. « Il était d'une *sensibilité* que je puis dire

»*féminine*; il avait toujours été d'une conduite édifiante, surtout »depuis qu'il était pensionnaire; cependant il était *bizarre*, d'une »*imagination même inconstante,* les idées et les projets les plus »opposés *se succédaient* chez lui; il n'avait point d'ami parti- »culier; c'est une chose qui est expressément défendue et qui »pouvait peut-être le contrarier, attendu son caractère sensible »et aimant; il était câlin et désireux peut-être à être gâté ou aimé »par quelqu'un. Ces qualités, poussées à l'excès, pouvaient devenir »un défaut, et joint à ses malheurs de famille et à son caractère »inconstant, il a pu avoir par suite le *dégoût de la vie*, surtout »ses scrupules continuels. »

L'un de ses professeurs, qui était en même temps son confesseur, dit dans sa déposition: «Rimbaud venait comme élève à »mon cours de logique. J'ai reconnu, soit comme élève, soit »dans les rapports qui existaient entre lui et moi dans cet éta- »blissement, qu'il avait quelque *faiblesse de caractère:* ainsi il »avait un peu des *manières enfantines*; il était caressant, il me »témoignait de la reconnaissance. »

Quant à son intelligence, le même témoin nous apprend qu'elle était ordinaire et satisfaisante.

L'évolution sexuelle, opérée pendant la puberté, a déterminé sans doute chez Rimbaud une secousse qui paraît n'avoir pas été sans influence sur la production des dispositions morales insolites attestées par les témoins.

Ce qui caractérisait Rimbaud, c'était donc une mobilité notable, une imagination excitable, un besoin vif d'affection; en d'autres termes, un développement excessif des sentiments tendres, et en outre, des manières enfantines ou féminines qui n'étaient plus en rapport ni avec son âge ni avec sa position, de la bizarrerie associée à une assez grande docilité, et par-dessus tout une ferveur religieuse, considérable même aux yeux des élèves et des professeurs d'un séminaire, ferveur qui engendrait des scrupules continuels.

Pour ne rien omettre, nous devons constater que ces dispositions morales paraissent avoir été favorisées, du moins dans leur développement anormal, par des chagrins profonds de famille et par un amour-propre excessif, qui était la source de mille soucis pour cet élève, toujours désireux d'avoir des distinctions dans ses classes.

Dans le courant de l'année 1857, d'après le rapport de M. le docteur d'Astros qui lui donnait des soins, Rimbaud eut « une »maladie nerveuse convulsive et qui simulait l'épilepsie. Il en »guérit en peu de temps. »

Nous ne voyons pas dans la réunion de toutes ces dispositions morales, une preuve de l'existence de l'aliénation mentale à cette époque. Nous croyons qu'alors Rimbaud jouissait suffisamment de sa raison, pour avoir son libre arbitre; nous pensons cependant que déjà cet élève était sur la voie de la folie, que cette maladie se préparait pour ainsi dire dans l'ombre et en silence, prête à éclater à la première cause occasionnelle. Vers la fin de cette période, il existait même plus qu'une prédisposition, état essentiellement latent, puisque quelques signes prodromiques d'un mal prochain commençaient à poindre.

L'étude de cette phase de la vie de l'accusé, sans importance par elle-même, est notablement utile pour expliquer le développement ultérieur de la folie ; on sait parfaitement comment le mal a pu éclater. Ces faits révèlent, chez Rimbaud, cet état que l'on a appelé *la période d'imminence des maladies.*

La maladie était donc imminente, mais elle n'avait pas encore éclaté, et elle aurait pu ne pas paraître ; l'imminence elle-même aurait pu s'effacer. Une affection accidentelle, en imprimant une secousse violente à l'économie, fit surgir de nouveaux phénomènes.

C. *État de Rimbaud depuis le développement de l'érysipèle jusqu'à l'époque du meurtre.* — Trois mois environ avant le meurtre, « Rimbaud fut atteint d'un violent érysipèle à la face »et qui avait parcouru tout le cuir chevelu. Cette sorte de mala»die atteint quelquefois le cerveau par le voisinage du tissu. »C'est ce qui arriva à Rimbaud ; il eut un grand délire, et je me »serais décidé à pratiquer des saignées, si d'abondantes hémor»rhagies nasales n'étaient venues le soulager (déposition du docteur d'Astros). M. le Supérieur du séminaire nous apprend que cette maladie dura « au moins vingt jours. »

A partir de l'entière convalescence, il commença à s'opérer chez Rimbaud un changement qui, d'abord faible et inaperçu, ne tarda pas à attirer l'attention de ceux qui l'approchaient.

« Depuis cette époque, il se plaignait souvent de la tête, » dit le Supérieur.

« En dernier lieu, et depuis un mois environ, j'avais remar»qué, pendant l'étude, un changement dans sa conduite ; je la »trouvais plus légère, se laissant aller à parler quelquefois avec

»ses voisins, ce qui était contraire à la régle. » (Déposition de M. Michel, surveillant.)

« En dernier lieu seulement, et depuis une lettre qui fut trou-»vée au pied de son alcôve et qui me surprit étrangement par »les pensées homicides qu'elle renfermait, ainsi que l'idée d'ab-»juration, Rimbaud m'a paru tantôt plus exalté, tantôt revenant »de cette exaltation et tombant dans une certaine rêverie et une »certaine tristesse, en un mot n'étant plus *ce qu'il était*, sans »pouvoir apprécier le motif de cet état. » (Déposit. de M. Gonet, surveillant.)

« Je ne le considérais pas comme fou, j'avais remarqué seu-»lement de l'exaltation chez lui, et dans certains moments. Il »avait parfois un fond de tristesse qui le rendait lugubre ; il tenait »presque habituellement, sur son bureau, une image repré-»sentant une tête de mort ; il en avait une petite en ivoire pen-»due à un cordon passé à son cou. » (Déposit. d'un jeune élève du séminaire.)

« Depuis quinze jours ou trois semaines environ, je remar-»quais une préoccupation d'esprit chez lui ; il était taciturne, »pensif et rêveur. » (Déposit, d'un autre élève.)

« En dernier lieu, et depuis quelques semaines, j'avais re-»marqué qu'il s'abstenait (d'aller à la sainte Table). Nous ne »l'avons jamais considéré comme ayant l'esprit altéré, cependant »dans les récréations il se faisait remarquer par certains actes »d'originalité. Ainsi, au milieu d'une conversation, il quittait »brusquement et sans motif aucun les camarades avec qui il se »trouvait, pour aller en trouver d'autres, à qui il faisait la »même chose un moment après. Il avait l'air rêveur et parais-

»sait avoir l'esprit préoccupé. » (Déposit. de l'élève Porret.)

«Depuis cette époque (depuis l'érysipèle), il se plaignait sou-»vent de la tête, et j'avais remarqué qu'il était devenu plus scru-»puleux. » (Déposit. de M. le Supérieur. Rimbaud allait souvent lui parler, à cette époque.)

Il ressort de tous ces témoignages que, depuis l'érysipèle, un c'angement important s'était effectué dans l'état physique et moral de l'accusé. Plusieurs dépositions nous montrent Rimbaud commençant à se livrer à des actes semblables à ceux qui lui sont devenus familiers plus tard. L'élève Porret, par exemple, avait déjà remarqué que Rimbaud quittait brusquement et sans motif les camarades avec lesquels il causait.

Mais des faits plus importants viennent jeter un jour plus vif sur l'état mental de l'accusé pendant ce laps de temps.

« Le 25 mai, à ce que je crois (moins d'un mois avant »le meurtre), M. Rimbaud, en me remettant sa copie, qui »contenait un travail sur le système de M. Jouffroy, me dit en »souriant qu'il désirait que sa copie ne fût point lue en public. »Cette singularité me fit sourire à mon tour. Je n'ai lu ce travail »qu'après le 27 mai. Il contenait certaines phrases pleines d'exal-»tation contre les mystères. » (Déposition de son professeur, qui ajoute que la connaissance d'une autre lettre dont nous allons parler, « lui avait donné à penser que ces idées pouvaient être »sérieusement émises. »)

C'était un élève du grand séminaire qui écrivait et remettait à un professeur de séminaire, à un prêtre, au directeur de sa conscience, une pareille composition ! Quel motif raisonnable aurait pu guider, dans cette circonstance, ce séminariste déjà revêtu de la soutane?

Deux jours après, le 27 mai, on trouva à terre, devant son alcôve, une lettre écrite de sa main et qui doit être considérée comme une des pièces les plus importantes de l'affaire.

Nous transcrivons *exactement* cet écrit, avant d'en présenter une appréciation complète :

Vous savez où il faut la porter.....

et au plus tôt.....

Vous devinez ce pourquoi je vous écris. Vous pouvez donc m'envoyer par le porteur de cette lettre, l'arme que je vous ai demandée.

Prenez soin qu'elle soit bien acérée, car il est important pour moi de réussir. Je ne crois pas échouer, j'ai prévu l'endroit où je rencontrerai seul ce scélérat de papiste, Et, je vous assure qu'il aura beau jeu !... Ces monstres! ils me faisaient avaler tout ce à qui bon leur semblait! Mais je suis libre, j'espère, Et je ne croirai que ce que je voudrai! Je compte donc sur votre bonne complaisance. Vous savez le jour et l'heure, et l'endroit où vous devez m'attendre après mon heureux coup. Prenez soin d'avoir les habits et tout ce qui sera nécessaire pour ma fuite. ———

Ah! je vous jure sur mon âme qu'il aura beau jeu le Vaurien de Papiste, le tyran !....—

Et si les autres papistes faisaient quelque chose pour me retenir, je vous jure qu'ils tomberaient aussi raides à mes pieds——

Je ne vous en dis pas d'avantage——————

Vous savez qui vous parle...————

P. S. J'oubliais de vous dire d'avertir Mr le bon Mr le Pasteur N... — de l'abjuration que je ferai où il voudra de toutes les sornettes dont m'a rempli l'esprit....——————

Toute personne habituée à lire les écrits des aliénés, sera frappée, à première vue, du style, des tournures, des expressions, de l'abus des points, des traits, des réticences, qui rendent cette lettre si remarquable. Il retrouvera dans ces particularités, empruntées à la forme même de cette lettre, ce qu'il aura remarqué bien souvent dans les écrits de malades frappés depuis peu de folie. Que l'on fasse lire une pareille lettre à un homme versé dans ces matières, et il pensera aussitôt qu'un semblable écrit ne peut être que le résultat d'une plaisanterie ou qu'un acte de folie.

Mais si, ne s'arrêtant pas à la forme, l'on considère le décousu, l'incohérence, le manque de suite et de logique, l'obscurité, l'exaltation de cet écrit ; si l'on note l'absence de l'adresse ; si l'on songe que cette lettre émane d'un jeune homme très-pieux, très-scrupuleux dès sa première enfance, d'un séminariste revêtu de la soutane, qu'elle a été faite dans le séminaire même, jetée par terre afin qu'elle pût être lue de tous, séminaristes et ecclésiastiques ; si l'on remarque qu'elle est tracée de la main même de Rimbaud, qui se désignait ainsi clairement au mépris public, lui si vaniteux ; si l'on pèse toutes ces circonstances, n'a-t-on pas lieu d'être frappé d'un grand étonnement?

Enfin, si l'on apprend par des témoignages irrécusables consignés dans les pièces de la procédure, que Rimbaud n'a jamais eu de relations avec aucun pasteur, que ses assertions à ce sujet sont de pures fictions, et que le complice auquel il paraît s'adresser n'a pas d'autre existence que celle que lui prête son imagination, ne sera-t-on pas légitimement autorisé à ne considérer cet écrit que comme l'œuvre d'un aliéné ?

Plus tard, et devant le juge d'Instruction, Rimbaud honteux, et qui plus est blessé dans sa vanité, a prétendu qu'il avait eu un but en composant cet écrit : « il simulait pour se faire renvoyer. »

Mais d'abord comment ce jeune séminariste, qui avait montré tant de joie lorsque, quelques mois avant, il avait été revêtu de la soutane sollicitée depuis si longtemps (ainsi que le prouvent les lettres adressées à Rimbaud par un ecclésiastique, son oncle), comment ce jeune séminariste aurait-il pu, changeant si brusquement d'idée, désirer se faire renvoyer? La misère de ses parents ne l'avait-elle pas préoccupé bien souvent, la crainte d'être sans carrière n'avait-elle pas rendu plus précieux à ses yeux l'avenir assuré qui lui était tracé dans la carrière ecclésiastique, si conforme d'ailleurs à ses goûts et à ses habitudes?

Du reste, pour se faire renvoyer, Rimbaud n'aurait pas usé d'un moyen si bizarre; il n'aurait pas écrit une lettre qui, dans un séminaire surtout, ne devait que lui attirer le mépris ou la pitié de tous.

Nous ajouterons qu'une personne dont l'intelligence serait saine, et en particulier un jeune homme sans expérience, parviendrait difficilement à écrire une lettre si caractéristique.

D'ailleurs antérieurement, la composition sur Jouffroy, où l'on voit poindre la pensée d'abjuration, dans des phrases pleines d'exaltation contre les mystères, avait été inspirée par le même ordre d'idées. Et que l'on remarque bien que Rimbaud, après avoir été entraîné invinciblement à écrire ce devoir de classe, a prié *son professeur de ne pas le lire en public.* S'il avait voulu être renvoyé, aurait-il adressé une pareille demande?

La nature des pensées qui sont consignées dans la lettre que nous avons rapportée, doit nous arrêter quelques instants.

La résolution de commettre un homicide est hautement proclamée, ainsi que la pensée de renier, d'abjurer la foi catholique, accompagnée d'injures grossières contre la religion et contre les prêtres.

Cette persistance des mêmes idées est frappante ; elle fournit une preuve irréfragable et de la parfaite sincérité de cette lettre, et de l'existence, dès cette époque, d'un trouble considérable de l'intelligence chez Rimbaud.

« A l'occasion de cette lettre, dès qu'il s'aperçut qu'elle »était connue, Rimbaud disparaît ; ses parents vainement le »cherchèrent. Ce ne fut que le soir, après la prière, qu'on le »trouva blotti sous un escalier, où il avait passé toute la journée »sans prendre la moindre nourriture et ne voulant pas même en »sortir. Au moment qu'il fut surpris dans cette position, il avoua »ne pas avoir mangé depuis vingt-quatre heures ; nous eûmes »toutes les peines du monde à l'en retirer. (Déposition du Supérieur.) — Son confesseur put seul obtenir de lui sa sortie volontaire.

Rimbaud nous a dit : « j'étais sans besoin, presque sans pen»sées, indifférent à tout, immobile, quoique étendu sur du bois »qui me blessait. »

Les particularités de cette sorte de fuite ne peuvent passer inaperçues. Dans les asiles d'aliénés, il est des malades qui, sans motif valable, ont une propension vive à se cacher, et qui, dans la réalisation de leur projet, se conduisent absolument comme s'est conduit Rimbaud. Comme lui, ils voient le temps s'écouler, sans besoins corporels, sans désirs, sans idées précises.

D'ailleurs, où Rimbaud voulait-il en venir? Quel motif le guidait? Pensait-il rester toujours là? Questions insolubles, si l'on en cherche la solution dans l'ordre des conceptions raisonnables. Tout s'explique au contraire, si l'on ne voit dans cet acte qu'un de ces entraînements bizarres ressentis si souvent par les aliénés.

En apercevant son directeur, la conscience lui est revenue en partie, et il s'est écrié : « Ce n'est pas à vous que j'en veux ! » Ainsi, à cette époque, l'idée d'homicide occupait encore son esprit ; il ressort de ces paroles et de la lettre déposée près de l'alcôve, qu'il était dominé parfois par la pensée de tuer un de ses professeurs. Il ne pouvait être question alors de Depousier, dont il n'avait pas eu à se plaindre.

Ce dernier acte, plus encore que les précédents, étonna M. le Supérieur, qui jugea dès-lors ce séminariste impropre à remplir les devoirs du sacerdoce. Il lui communiqua sa manière de voir, et il l'engagea à entrer dans l'ordre des frères de Saint-Jean-de-Dieu. Le Supérieur pensait qu'une vie active était devenue absolument nécessaire à Rimbaud ; celui-ci accepta sans difficulté cette proposition.

Nous sommes maintenant amenés à nous occuper d'un fait considérable dans l'histoire médicale de Rimbaud.

L'accusé ressentait une affection des plus vives pour un de ses condisciples, appartenant à une autre division et plus jeune que lui. Sous l'influence de ce sentiment, il recherchait l'élève Charles Depousier, le choyait, lui donnait le pain de son goûter, et ne paraissait heureux que dans sa compagnie. Rimbaud, trouvant sans doute ces entretiens trop courts, voulut les rendre plus fréquents ; il établit une correspondance. Il écrivit de nombreuses lettres à cet élève ; l'une d'entre elles fut même tracée par l'accusé avec son propre sang. Charles paraissait en faire peu de cas, car il les déchirait promptement; il ne semble pas qu'il ait répondu, si ce n'est une seule fois. Nous n'avons pu lire les lettres écrites par Rimbaud; Depousier assure qu'elles ne contenaient que des témoignages d'affection. Rimbaud s'intéressait vivement aux progrès et à la conduite de Charles; il s'informait auprès des élèves de la classe de Depousier si celui-ci était tranquille, s'il travaillait bien, etc. Cependant cette affection grandit encore, et elle acquit bientôt des proportions extraordinaires. Rimbaud, le soir, se glissait fréquemment dans l'alcôve de Charles, auquel il faisait quelques caresses sur le visage, bien innocentes, au dire de Depousier et de Rimbaud. Ce qu'il y a de constant, c'est qu'un élève placé près du lit de Charles n'a jamais rien entendu d'inconvenant, et que, d'après le même témoin, ces visites ne duraient jamais plus de cinq à six minutes. Nous reviendrons plus tard sur ce point délicat de l'affaire, pour apprécier le degré de moralité de cette affection.

Depousier, fatigué sans doute des témoignages d'une affection si exaltée, voulut y mettre un terme. Pour atteindre ce but, dans la journée du 20 juin dernier il fit passer à Rimbaud une sorte de dessin allégorique, représentant deux cœurs unis, avec cette suscription : « *Ils n'en font plus qu'un.* » Au-dessus était figuré un autre cœur isolé et traversé par une épée, avec cette inscription : *Celui-ci serait de trop* ! — En remettant cette lettre à l'élève chargé de l'apporter à l'accusé, Depousier dit : « Ceci » le fera bisquer. » En effet, Rimbaud fut assez vivement contrarié de ce témoignage de mépris.

Déjà, sous l'influence d'idées non précisées d'homicide, Rimbaud, prenant un prétexte, s'était rendu chez lui, dans la matinée, *avant d'avoir reçu la lettre de Depousier;* il y avait pris la lame d'une canne à épée, qu'il avait rapportée au séminaire sous sa soutane, et il l'avait cachée dans sa paillasse.

La lettre de Depousier a contribué sans doute à arrêter le choix sur la victime, car, la nuit suivante, Rimbaud mettait à exécution le projet qu'il venait de former. Les circonstances au milieu desquelles ce fait s'est produit, seront soumises par nous à un examen approfondi.

Des diverses pièces de la procédure et de l'appréciation que nous en avons faite, il résulte pour nous la démonstration pleine et entière de l'existence de la folie, chez l'accusé, à une époque rapprochée du meurtre.

VI.

DE L'ÉTAT MENTAL DE L'ACCUSÉ A L'ÉPOQUE MÊME DU MEURTRE.

Les faits de l'ordre médical que nous avons rassemblés et discutés déjà en eux-mêmes, doivent maintenant être appréciés quant à la valeur relative qu'ils peuvent acquérir par leur rapprochement. Cette vue critique et d'ensemble nous donnera la solution du problème qui nous a été posé, but définitif de ce travail.

A. *De la prédisposition à l'aliénation mentale.* — L'accusé était-il naturellement dans des conditions physiques et morales propres à favoriser le développement d'une maladie mentale?

1. *Hérédité.* — Une puissante prédisposition héréditaire à la folie existe dans la famille de Rimbaud. Plusieurs témoignages établissent ce fait :

« J'ai appris que le grand-père maternel avait été tout à fait » fou et qu'un oncle maternel, qui existe encore, avait été atteint » d'aliénation mentale. » (Déposition du docteur d'Astros.)

« J'ai appris qu'une cousine germaine de Rimbaud s'était un » jour jetée dans un puits, dans un accès de folie. » (Déposition d'un voisin.)

Un autre voisin est plus explicite encore : « Il y a malheureu- » sement dans sa famille plusieurs membres qui ont été atteints » d'une sorte d'aliénation mentale. Son grand-père était toujours » en gaîté, comme un homme qui s'adonne à l'ivresse, et cepen- » dant il était très-sobre. Un oncle maternel se trouve dans la » même situation, et, enfin, une cousine germaine s'est un jour » jetée dans un puits, d'où les voisins l'ont retirée. Cette demoi- » selle, qui habituellement paraît assez sensée, éprouve de temps » en temps des accès qui assombrissent son caractère et qui la » portent au suicide. »

Rimbaud nous a appris de plus que la cousine germaine dont il est question est précisément la fille de l'oncle maternel dont parlent les témoins, et qu'un cousin germain de sa mère est mort, il y a environ dix-huit mois, à l'établissement d'aliénés de Saint-Rémy.

M. le docteur Aubanel a fait ressortir pleinement, dans son rapport, l'influence extrême de l'hérédité sur la production de la folie. Nous adoptons entièrement les déductions qu'il a tirées de ce fait important. Il n'y aurait donc aucune utilité à nous arrêter plus longtemps sur cette circonstance grave de l'affaire, si nous n'avions à exposer quelques considérations nouvelles :

1° Les cas de folie signalés dans cette famille appartiennent tous à la branche maternelle. Mieux qu'une réunion fortuite de cas accidentels et éparpillés de tous les côtés, cette concentration dans une seule branche démontre l'existence de la folie héréditaire qui a pesé si lourdement sur la tête de l'accusé.

2° Les parents frappés d'aliénation mentale tenaient de très-près à l'accusé.

3° La cousine germaine de Rimbaud présente, dans sa folie, des phénomènes assez semblables à ceux qui ont été observés chez l'accusé. Dans les deux cas, à peu près même marche par exacerbations, même tendance au suicide, mêmes dispositions à une sombre tristesse. Or, tous les médecins savent que cette sorte de folie suicide se transmet par hérédité plus fréquemment encore que les autres formes d'aliénation mentale. Nous aurons, du reste, à montrer que la tendance à l'homicide et l'entraînement au suicide se donnent pour ainsi dire la main, chez les aliénés.

4° Pour établir la puissance de l'hérédité en aliénation mentale, nous pourrions nous borner à dire qu'elle est universellement proclamée par les médecins aliénistes ; mais nous regardons comme plus saisissante la mention de quelques résultats statistiques recueillis par l'un de nous, dans son service médical de l'asile public d'aliénés de Montpellier.

Nous ne tenons compte, pour cette statistique, que des cas dans lesquels l'hérédité a été la cause prépondérante du développement de la folie; et nous ne nous occupons que des hommes, l'accusé appartenant au sexe masculin.

ASILE PUBLIC D'ALIÉNÉS DE MONTPELLIER. — DIVISION DES HOMMES.

Recherches statistiques sur la folie par hérédité.

Nota. On n'a fait figurer qu'une fois les aliénés qui sont entrés plusieurs fois dans cette période de cinq années.	Aliénés entrés en					Totaux des cinq années.
	1853	1854	1855	1856	1857	
Nombre des aliénés entrés	58	51	57	44	68	278
Aliénés dont on n'a pu connaître les antécédents héréditaires	32	82	29	30	37	156
Aliénés dont on connaît les antécédents héréditaires, devenus malades par une cause autre que l'hérédité ou par une cause inconnue	26	23	28	14	31	122
Aliénés dont on connaît les antécédents héréditaires, devenus malades sous l'influence de l'hérédité	15	14	10	3	8	50
Proportion des aliénés dont on n'a pu connaître les antécédents héréditaires par rapport au nombre des aliénés entrés (sur 100 aliénés)	55	55	51	68	54	56
Proportion de l'hérédité chez les aliénés dont on connaît les antécédents héréditaires (sur 100 aliénés)	58	61	36	21	26	41

Pour donner à ces nombres la valeur qu'ils doivent avoir, il importe que nous fassions remarquer que, par suite d'un grand nombre de circonstances, dont l'énumération serait trop longue, nous n'avons pas aussi souvent que nous le désirerions, des détails sur les antécédents des aliénés. La répugnance extrême des familles à dévoiler ce genre d'infirmité morale, et l'admission dans les asiles publics d'un grand nombre d'aliénés étrangers, rendent très-difficile la réunion de renseignements complets. Dans la *moitié* des cas au moins, nous sommes privés de données sur l'histoire pathologique de la famille. Si ces cas ne confirment pas la puissance de l'hérédité, ils ne l'infirment pas non plus ; il est donc rationnel de les considérer comme non avenus pour le but que nous poursuivons.

En tenant compte de cette observation, nous avons obtenu ce résultat que sur *cent* entrants, *quarante* sont devenus malades particulièrement par l'effet de l'hérédité ; proportion énorme et que l'on ne retrouve dans aucune autre classe de maladies. Il est facile de voir d'ailleurs que nous avons opéré sur cinq années consécutives, afin de pouvoir considérer ces proportions comme indépendantes de toute influence accidentelle.

Les considérations qui précèdent n'ont pas pour but d'établir que tout membre d'une famille, évidemment contaminée d'une pareille hérédité, doive inévitablement devenir aliéné. Loin de nous une pareille opinion : nous pensons seulement que, dans tous les cas de folie évidente ou soupçonnée, on doit vérifier scrupuleusement s'il n'y a pas de lien héréditaire, avant de se prononcer sur les chances de guérison ou bien sur l'existence même de la maladie mentale.

On trouve, dans la constatation de ce fait d'hérédité dans la famille de Rimbaud, une confirmation précieuse des convictions puisées à d'autres sources.

2. *Aptitude individuelle.* — Soit par suite de la prédisposition héréditaire, soit par l'effet de dispositions individuelles, l'accusé a été doué par la nature d'une manière d'être spéciale et peu ordinaire.

Pour ce qui regarde *les conditions physiques*, nous avons déjà signalé le peu de développement du front et de la convexité du crâne, le mode d'implantation des cheveux, l'attitude de l'accusé, la mobilité de sa physionomie, etc. La plupart de ces conditions dérivent de l'extrême prépondérance du système nerveux, que nous avons constatée.

Cette prépondérance s'est révélée dans l'éclosion de quelques maladies intéressantes.

L'espèce de contorsion des muscles et même de quelques-uns des os de la face, est due évidemment à une maladie de nature convulsive sans doute, éprouvée nécessairement dans la première enfance. MM. les docteurs d'Astros et Aubanel ont adopté cette étiologie.

Les mouvements pour ainsi dire convulsifs, rapides, mobiles quant à leur siége, que présente habituellement le visage de Rimbaud, paraissent très-anciens; ils se rattachent aussi à une excitabilité anormale du système nerveux.

« Il y a cinq à six mois, nous dit le docteur d'Astros, je » soignai Rimbaud pour une maladie nerveuse convulsive simu- » lant l'épilepsie. »

Enfin, nous avons déjà rapporté (pag. 11) l'observation à l'asile d'une syncope complète précédée et suivie de palpitations nerveuses assez persistantes.

L'érysipèle grave dont il fut atteint à la fin du mois de décembre de l'année dernière, fut accompagné d'un grand délire, d'après la déposition du médecin qui l'a soigné.

Qui ne reconnaît à tous ces traits une prédominance insolite et éminemment fâcheuse du système nerveux? Tous les médecins connaissent le rôle immense que joue ce système dans la production de la folie; tous savent le lien étroit qui unit les maladies nerveuses proprement dites à l'aliénation mentale. Nous ne croyons pas nécessaire d'entrer dans des développements ayant pour but de faire ressortir cette influence réciproque, si connue et si complètement établie d'ailleurs par M. Aubanel, dans son rapport.

Les dispositions morales répondent parfaitement à de pareilles conditions physiques.

Ce qui frappe tout d'abord chez l'accusé, c'est le degré excessif de sensibilité remarqué par ceux qui l'ont approché, la vivacité de son imagination et surtout l'extrême mobilité de ses idées et de ses sentiments. « Il était d'une sensibilité que je puis »dire féminine, a dit M. le Supérieur..... Il était bizarre, d'une »imagination même inconstante; les idées et les projets les plus »opposés se succédaient chez lui. » D'après un de ses professeurs, «il avait quelque faiblesse de caractère ; ainsi il avait un peu des »manières enfantines ; il était caressant, etc... »

Sous l'influence de cette vive sensibilité et de cette imagination excitable, les sentiments religieux, prenant de bonne heure un grand développement, ont maintenu ce malade dans un état d'exaltation remarqué; des scrupules continuels ne cessaient de le tourmenter.

Ces dispositions naturelles étaient éminemment favorisées par le genre de vie de Rimbaud : dans sa jeunesse au milieu de femmes d'une piété rigide, et plus tard au séminaire. Des chagrins de famille qu'il a ressentis dès son enfance, sont venus aussi frapper à coups redoublés sur ce moral si impressionnable. D'autres chagrins, bien minimes pour tout autre individu, mais graves chez un être ainsi constitué, d'autres chagrins ont accru aussi l'excitabilité douloureuse de l'accusé. Pétri d'amour-propre, d'orgueil, de vanité, Rimbaud se sentait humilié de n'avoir pas dans ses classes les premières places. Ces blessures lui étaient d'autant plus pénibles, qu'il les recevait tous les jours, à tous les instants.

Des *actes* insolites révélaient de temps en temps l'état du moral de Rimbaud.

Telles sont les bizarreries, les puérilités excessives observées pendant son enfance et attestées par les voisins ; le voyage à Marseille fait dans des circonstances extraordinaires ; la légèreté, la mobilité, l'inconstance remarquées au séminaire. Rimbaud nous a avoué « qu'il avait senti exister en lui, dans tout le cours de sa »vie, de l'originalité, de l'extravagance, et qu'il avait compris »de bonne heure qu'il n'était pas comme tous les hommes. » Il nous a fait part de son goût pour la solitude ; « je n'ai peut-être »pas joué une seule fois en ma vie avec mes condisciples, » nous a-t-il dit.

L'existence d'une prédisposition forte à l'aliénation mentale ressort des faits que nous venons de discuter.

L'intelligence de Rimbaud fit un pas de plus vers la maladie. Il éprouva de nouveaux chagrins : sa mère eut des revers de fortune qui la mirent dans un état équivalent presque à l'indigence; l'accusé se vit dénué de ressources, sans argent et avec un avenir incertain. Ses préoccupations commencèrent, son caractère s'assombrit encore; sa sensibilité, douloureusement impressionnée, devint plus excitable, son imagination plus ardente. Il eut un redoublement de ferveur religieuse; il crut y trouver un remède souverain à des maux qui l'irritaient plus que tout autre. Il existait alors, avons-nous dit (pag. 37), plus qu'une prédisposition, état essentiellement latent, puisque quelques signes prodromiques d'une maladie prochaine commençaient à poindre. L'état de Rimbaud, à cette époque, correspond à ce que l'on a appelé la *période d'imminence.* Une cause médiocrement puissante même pouvait suffire à l'éclosion de troubles plus caractérisés : l'érysipèle intense dont il fut atteint a joué ce rôle sinistre.

Sans doute, avant cette éruption, Rimbaud ne présentait pas les signes caractéristiques de la folie; il était pleinement responsable de ses actes. Toutefois la connaissance d'un état si voisin de l'aliénation mentale confirme la réalité de son existence ultérieure, en montrant son éclosion prochaine comme très-probable.

B. *Preuve tirée de la présence et de la nature des symptômes de l'aliénation mentale, avant et après le meurtre.* —Peu de temps après la guérison de l'érysipèle, qui avait été déjà lui-même accompagné de délire, des troubles plus profonds de l'intelligence se révélèrent aux regards les moins exercés.

Nous avons exposé en détail cette portion de la vie de l'accusé. Qu'il nous suffise de rappeler en quelques mots les faits *les plus importants* qu'elle nous a présentés : 1° Changement remarquable observé par tous, élèves et professeurs, dans le moral de l'accusé (préoccupations, taciturnité, bizarreries, scrupules continuels, puis affaiblissement de la ferveur religieuse) ; 2° actes plus caractéristiques (composition étonnante sur Jouffroy ; lettre si extraordinaire, jetée dans le dortoir, contenant les idées d'abjuration, d'homicide, etc.; séjour sous l'escalier pendant vingt-quatre heures, accompagné de circonstances si bizarres); 3° tentative d'empoisonnement sur lui-même et sur un condisciple; 4° céphalalgie opiniâtre, etc. Le moral de l'accusé, par suite de l'érysipèle, a reçu une empreinte spéciale qui ne s'est plus effacée et que l'on a observée partout.

1. — *L'existence de l'aliénation mentale* à l'asile de Montpellier est mise hors de doute par la discussion à laquelle nous nous sommes livrés; à l'asile de Marseille, elle est complètement démontrée par les faits recueillis et appréciés par M. Aubanel; dans la prison, immédiatement après l'événement, elle est solidement établie par les témoignages du gardien-chef et du docteur d'Astros. Ces faits, en nous révélant la continuité de la folie, acquièrent une très-grande valeur.

2. — *La persistance de la même forme de folie,* observée au séminaire, dans la prison d'Aix, à Marseille, à Montpellier, c'est-à-dire depuis son apparition jusqu'à l'époque actuelle, a une grande importance pour faire admettre la présence de cette maladie, au moment du meurtre. L'on remarque, en effet, que non-seulement depuis son éclosion l'aliénation mentale n'a pas cessé d'exister, mais que encore elle a conservé la même forme.

Les mêmes actes de folie se sont, à peu de chose près, reproduits dans la prison, à Marseille et à Montpellier; les mêmes idées délirantes ont dominé l'intelligence de Rimbaud, pendant son séjour dans ces trois villes.

Ces idées, nombreuses d'ailleurs, se rattachent presque toutes à trois chefs principaux; ce sont : d'abord les idées qui ont trait à la grandeur, à l'ambition, les moins fortes de toutes ; en second lieu, les idées de suicide persistantes partout, les idées d'homicide moins continues; et enfin les conceptions religieuses.

Celles-ci, plus multiples, se rapportent à Dieu, que Rimbaud a prié et maudit tour à tour, et au démon, dont il a redouté souvent la possession et qu'il a invoqué plus fréquemment encore; le blasphème a paru presque toujours près d'échapper de ses lèvres et il l'a proféré publiquement partout.

Cette concordance dans l'ensemble et les détails des phénomènes moraux est parfaite; elle acquiert un nouveau prix quand on la rapproche des faits antérieurs à l'événement.

Pendant les deux ou trois mois qui ont précédé le meurtre , Rimbaud, dominé encore par le respect des convenances sociales, luttait contre ses conceptions et cachait soigneusement ses pensées et ses incitations.

Il lui est échappé cependant assez d'actes et de paroles caractéristiques, pour nous permettre d'établir que, pendant cette période, non-seulement il était frappé de folie, mais encore que les idées délirantes qui l'obsédaient étaient identiques à celles qui ont été saisies dans divers lieux, après le meurtre.

Avant comme après, il était plus particulièrement dominé par les idées religieuses et démonomaniaques, par les idées de suicide, et enfin par les idées d'homicide. Cette dernière conception seule paraît avoir ultérieurement perdu beaucoup de sa puissance; cependant elle existait encore dans la prison , et nous sommes loin de penser que , même aujourd'hui , l'entraînement à l'homicide l'ait complètement abandonné. On a du reste remarqué assez fréquemment que, chez les aliénés, de pareilles propensions s'apaisent, du moins pour quelque temps, quand elles sont satisfaites.

Nous laissons de côté, pour le moment, un sentiment qui avait fini par avoir une large place dans l'esprit de Rimbaud : nous voulons parler de son affection pour Depousier. Cette conception est trop importante pour pouvoir être traitée en passant; elle sera l'objet d'un examen approfondi, dans le paragraphe consacré à la recherche des mobiles du meurtre.

3.— C'est un fait d'une haute signification, que *la concordance* parfaite d'observations effectuées et de notions recueillies par des personnes diverses, en différents lieux, avant et après le meurtre. Nous ne saurions trop insister aussi sur l'extrême valeur qu'offre la persistance des mêmes symptômes avant et après l'événement. La céphalalgie tenace et douloureuse, constatée au séminaire par le Supérieur et plus tard dans les diverses résidences de Rimbaud, corrobore l'opinion que nous émettons : ce symptôme se présente habituellement dans les cas de folie récente.

Tout cet ensemble de faits ne peut se retrouver que chez un aliéné.

4. — Enfin, *la marche* générale des phénomènes et de la maladie fournit de nouvelles preuves à l'appui de l'existence de l'aliénation mentale à l'époque du meurtre.

C. *Appréciations de Rimbaud.* — La nature des appréciations données par l'accusé touchant le meurtre, doivent être rappelées ici. Partout Rimbaud a paru sentir faiblement l'énormité de sa faute; partout il a semblé méconnaître l'infamie du supplice qui pouvait l'atteindre. Comme l'accusé, l'aliéné, après la perpétration, témoigne parfois un regret plus ou moins sincère, *très-rarement* cette horreur, ce remords propre à l'homme sain d'esprit, qui a obéi au paroxysme d'une passion.

Ses interrogatoires, examinés en eux-mêmes, donnent lieu à des inductions curieuses.

Rimbaud a montré constamment dans son attitude, dans son langage, une sincérité, une indifférence, une sorte de stoïcisme bien étonnants dans un jeune séminariste de mœurs si douces et d'une sensibilité si vive : un aliéné peut seul parler ainsi.

Nous sommes autorisés à croire à ses paroles, lorsqu'il nous affirme qu'au moment du meurtre et dans la journée même, il était dans un état *indéfinissable*, qu'il sentait un entraînement étrange et *irrésistible*, et qu'enfin, lorsqu'il a frappé, il n'avait pas conscience de cet acte.

De l'ensemble des faits que nous avons recueillis et de leur discussion sévère, résultent pour nous de graves motifs de penser que l'accusé était atteint de folie au moment du meurtre; des preuves empruntées à un autre ordre de considérations corroborent puissamment cette manière de voir.

D. *Au moment du meurtre, Rimbaud était-il en état d'intermission?* — Nous avons établi que, peu de jours avant l'événement, il était aliéné, qu'après il l'était encore et de la même manière; ce résultat fait naître déjà par lui-même une très-forte présomption de l'existence de la maladie mentale, au moment même de la perpétration. Des désordres intellectuels aussi graves que ceux de Rimbaud ne cessent pas tout à coup, pour faire place subitement à un état de calme et d'entière lucidité.

Parmi les formes d'aliénation mentale caractérisées par des intermissions et des accès, très-peu voient leurs manifestations s'éteindre aussi rapidement qu'il serait nécessaire de l'admettre pour accorder à Rimbaud la jouissance de son libre arbitre le jour même du fait. Bien plus, la forme de folie présentée par l'accusé ne se manifeste que rarement par accès franchement intermittents. Lorsqu'elle vient à prendre la marche intermittente, elle ne disparaît pas brusquement ; il faut presque toujours un intervalle assez long pour que l'aliéné, frappé de cette espèce de folie, revienne à la raison, même pour un temps limité. Il importe de remarquer que nous ne parlons ici que des véritables intermissions, et non pas des simples rémissions, assez fréquentes dans cette forme de maladie. La rémission ne représente qu'une simple diminution d'intensité ; elle n'est pas un retour complet à la raison.

Immédiatement après le meurtre, Rimbaud, à peine vêtu, se rend chez le commissaire de police, où il déclare non-seulement ce qu'il a fait, mais encore les motifs qui l'ont déterminé. Nous savons qu'un pareil empressement n'est pas très-rare chez les criminels, mais nous n'ignorons pas qu'on l'observe presque toujours chez les moins coupables, chez ceux qui ont été poussés par quelque motif avouable. Si Rimbaud n'avait pas été guidé par la folie, aurait-il mis tant de hâte à se livrer pour être obligé d'avouer le mobile honteux qui aurait dirigé sa main ?

E. *Des mobiles du meurtre.*— Ceci nous amène à rechercher les véritables mobiles du meurtre, et par suite à déterminer l'influence de l'affection pour Depousier, sur la réalisation du fait. Cette dernière question est une des plus importantes et des plus délicates de l'affaire.

1. *De l'affection pour Depousier.* — Les affirmations de Rimbaud, dans toutes ses résidences et devant toutes les personnes qui l'ont interrogé, ont été des plus énergiques. Il a protesté toujours de l'extrême pureté de son affection pour son condisciple; il s'est indigné qu'on pût lui supposer des désirs si honteux ; il a ajouté n'avoir appris qu'en prison ce que pouvait être l'amour entre des personnes du même sexe. Ces protestations remontent aux premiers moments de son incarcération; elles sont, nous le répétons, des plus nettes et des plus énergiques. Ses paroles, sur ce sujet, conservent à un très-haut degré ce caractère de candide sincérité que nous avons constamment trouvé chez lui. Cette affirmation, s'il n'y a pas de simulation de la part de l'accusé, comme nous l'établirons, suffirait seule pour trancher la dernière difficulté sérieuse à résoudre dans cette affaire ; d'autres preuves viennent confirmer l'exactitude de ses assertions.

Depousier a corroboré par son témoignage les dires de l'accusé, et pourtant cet élève aurait pu dévoiler l'impudicité de Rimbaud, si elle avait existé. Car il est démontré que Depousier n'a reçu qu'avec tiédeur les preuves d'affection de son condisciple, et que loin de le rechercher, il paraissait avoir de l'éloignement pour lui. Aussi n'a-t-il jamais voulu répondre aux lettres de l'accusé.

Tous ceux qui ont connu Rimbaud, élèves et maîtres, appuient fortement sur la pureté de ses mœurs, sur sa ferveur religieuse, exempte de toute *hypocrisie*.

Il n'a jamais cherché à cacher sa passion ; elle était connue de tous, du Supérieur lui-même, qui n'y vit aucun mal. Est-ce ainsi que se conduirait un jeune homme timide poussé par des désirs honteux ?

Dans toutes les preuves d'affection, nous ne voyons rien d'immoral constaté. Un élève, il est vrai, a vu assez fréquemment, le soir au moment du coucher, *jamais pendant le cours de la nuit*, Rimbaud se rendre dans l'alcôve de Charles ; l'accusé arrivait toujours vêtu ; il faisait des baisers à Depousier, et il ne restait, dit le témoin, que *cinq à six minutes* au plus avec lui. Ce témoin n'a jamais rien entendu de contraire aux mœurs. Rimbaud a constamment avoué, sans hésitation, tous ces faits, mais il n'a pas cessé d'affirmer que ses caresses étaient tout à fait innocentes. La faible durée du séjour de Rimbaud auprès de son ami est digne d'attention.

Dans les preuves multipliées d'affection que l'accusé donnait à Depousier, on trouve une sorte d'exaltation mystique. C'est ainsi qu'il lui envoie une image représentant l'Enfant Jésus pêchant des cœurs, accompagnée de cette suscription manuscrite : « Que ne peut-on ainsi le prendre ! » Rimbaud, tel que nous le connaissons, aurait-il pu être déjà un garçon assez corrompu pour profaner ainsi une religion sainte par-dessus tout à ses yeux ?

Comme toujours, l'accusé a dévoilé des sentiments qui pouvaient être interprétés contre lui. Il a avoué spontanément et dès son premier interrogatoire, la cause matérielle, pour ainsi dire, de son affection. « Je n'avais avec lui aucun rapport par-»ticulier, mais j'avais cherché à me lier intimement, *parce que* »*son physique me plaisait*, et d'ailleurs son caractère paraissait »me convenir. » Se serait-il empressé de faire cet aveu, s'il avait été mu par une pensée déshonnête?

Le professeur de Rimbaud, qui était en même temps le directeur de la conscience de cet élève, appelé à déposer, n'a pu parler qu'avec une sévère discrétion. Cependant un mot qu'il a dit à la fin de sa déposition nous paraît jeter quelque jour sur le sujet qui nous occupe. « La cause qui a porté Rimbaud au crime dont »il s'agit est *tout à fait inexplicable* pour moi. D'ailleurs, étant »le confesseur de ces deux élèves, je ne devais pas chercher à »me l'expliquer. » Ce prêtre, si réservé dans ses paroles, aurait-il pu dire que la cause du crime est *tout à fait inexplicable* pour lui, s'il avait eu connaissance de rapports déshonnêtes entre ces deux élèves dont il était le directeur !

L'écrit, ou plutôt le dessin allégorique envoyé par Depousier, dans le but de se débarrasser de l'ennui d'une affection si exaltée, n'a joué que le rôle de cause occasionnelle. Il a fait naître un certain dépit qui a fixé sur un individu les idées encore indéterminées d'homicide qui obsédaient l'accusé. Ce qui le prouve, c'est qu'avant d'avoir reçu cette marque de dédain, Rimbaud était allé chercher chez lui l'arme meurtrière oubliée dans un grenier.

Il nous reste à examiner la lettre que le jour même de l'événement Rimbaud remit cachetée à un élève, son voisin. Voici la copie de cette lettre, dont l'original fait partie des pièces de la procédure ; nous la transcrivons *textuellement*.

L'envèloppe, au lieu d'adresse, porte ces mots :

Si à midi tu me vois avec la communauté, faisant comme les autres, tu me rendras cet écrit...

s'il arrive autrement...

tu briseras le cachet et tu liras et tu feras lire à qui bon te semblera.

Mais si j'y suis à midi, tu me le rendras

Je me fie à ta parole.

Le corps de la lettre est ainsi conçu :

Ne me crois pas si coupable qu'on le dit !.......—

personne ne connaît mes intentions en agissant ainsi...—

Ah ! s'il eût correspondu à mes vœux, comme nous aurions été heureux.... mais... je le pensais toujours... Ce serait trop de bonheur pour toi.. Louis !...

.... ce qui me consolera dans les fers, c'est de penser que personne ne jouira pas plus que moi de ce que j'ai aimé avec passion et ce qui n'a pas voulu de moi....

.... mais qu'importe je l'aime et rien ne t'effacera de mon cœur, ô toi, victime de mon amour..........................
....

Cette lettre, si singulière dans sa forme et dans son contenu, montre réellement la pureté de l'affection de Rimbaud. En effet, si on en pèse la valeur, sans se contenter d'un examen superficiel, on est amené à reconnaître qu'elle contribue à le décharger du soupçon de désirs déshonnêtes.

Pourquoi, si sa passion était impure, Rimbaud se serait-il empressé de la proclamer à la face de tous ? A quoi bon la confier par écrit à un élève et lui recommander surtout de communiquer la lettre à qui bon lui semblera? S'il avait été mu par une pensée immorale, aurait-il eu le soin de dévoiler aux yeux de tous un motif si honteux et qui aurait pu aggraver singulièrement sa culpabilité?

Des hommes essentiellement pervertis auraient pu avoir assez d'impudence pour dépeindre avec une telle exaltation une passion honteuse. En dehors de ces hommes démoralisés auxquels Rimbaud ressemble si peu, un être frappé de folie a pu seul employer de pareilles expressions. Nous retrouvons dans cette lettre, comme dans celle que Rimbaud avait jetée par terre près de son alcôve, tous les caractères propres aux écrits des aliénés : décousu, incohérence dans les termes et dans la pensée, manque absolu de logique et de suite, exaltation désordonnée dans l'expression, etc. On y voit aussi que Rimbaud parle *des fers*. Depuis longtemps son imagination pervertie ne rêvait que fers et cachots; il désirait même parfois commettre quelque crime extraordinaire, afin de subir les tortures qu'il croyait trouver dans les prisons. Il nous a avoué qu'en entrant dans la prison d'Aix, il fut très-étonné de ne pas être soumis aux fers et au cachot ; il fut presque peiné de voir ses illusions détruites.

De l'examen de cet écrit ressort pour nous, d'abord la nécessité de rejeter tout soupçon d'immoralité, et en second lieu une preuve très-forte de la persistance de la folie quelques heures même avant le meurtre.

Pour terminer ce qui se rapporte à la passion de Rimbaud, nous ferons remarquer que cette affection est née dans les quelques mois qui ont précédé l'événement, c'est-à-dire dans cette période pendant laquelle l'accusé était déjà frappé de folie. Nous pensons qu'elle a été elle-même un des symptômes importants de la maladie mentale. De pareilles passions ne sont pas rares chez les aliénés, surtout dans les premiers temps de la folie. Les ouvrages des aliénistes les plus estimés, et entre autres le traité d'Esquirol, offrent un certain nombre d'observations analogues à celle que nous fournit Rimbaud lui-même. Dans les faits rapportés par les auteurs, quelquefois la passion est idéale ; d'autres fois elle est charnelle, et accompagnée, dans l'un comme dans l'autre cas, de signes non équivoques d'aliénation mentale.

Puisque nous ne pouvons trouver dans une incitation immorale le motif principal qui a armé la main de l'accusé, il nous reste à rechercher quelles sont les conceptions délirantes qui ont pu l'entraîner.

2. *Mobiles principaux du meurtre.* — Favorisé singulièrement dans ses résultats par les aptitudes naturelles de Rimbaud, par ses chagrins de famille, par le sentiment d'humiliation résultant de sa position, l'érysipèle produisit, avons-nous dit, un ébranlement profond dans le moral de Rimbaud. Le *tædium vitæ*, cette douleur des esprits sensibles et malheureux, s'empara de lui ; mais ce malaise moral ne resta pas dans les bornes normales ; il ne tarda pas à revêtir les caractères de la maladie. Les idées religieuses et démonomaniaques exaltées et perverties accrurent le désordre intellectuel. C'est alors que Rimbaud désira *un changement* à tout prix ; il rêva la *gloire* d'un *grand criminel* ; « il voulut, nous a-t-il dit, être plongé dans un noir »cachot, les fers aux pieds. » Il pensa à de grandes choses : faire

quelque action *extraordinaire*, tel fut l'objet fréquent de ses pensées. Une idée vague d'homicide se glissa dans son esprit, accompagnée de la propension au suicide. Ces deux penchants, d'abord combattus et étouffés, finirent par prendre pied définitivement chez lui et le dominèrent entièrement.

On remarque, en effet, fréquemment chez les aliénés ce penchant à l'extraordinaire uni à la propension à des actes sanglants. On observe plus souvent encore la coexistence de l'idée d'homicide avec la pensée du suicide. Ces deux impulsions véhémentes, non raisonnées, se succèdent, se combinent l'une avec l'autre, et dans tous les cas se prêtent un mutuel secours. Les faits que nous avons rapportés ne peuvent nous permettre de douter que l'accusé ne fût obsédé par de pareilles pensées.

L'idée d'homicide est d'abord vague, c'est-à-dire sans choix déterminé ; puis, sous l'influence d'une circonstance accessoire, elle prend tout à coup une fixité qu'elle n'avait pas eue encore ; sa réalisation devient un besoin si ardent que souvent l'homicide est préparé et réalisé en peu de temps, quelquefois même soudainement et sur le premier venu. Telle est la marche ordinaire des phénomènes observée maintes fois sur les aliénés atteints de cette sorte de folie ; telle est l'évolution qu'ont subie les conceptions de Rimbaud. Cette similitude ne démontre-t-elle pas une fois de plus l'existence de la folie chez l'accusé, au moment du meurtre?

En terminant cette partie de notre travail, presque exclusivement consacrée à discuter les signes nombreux de folie observés chez Rimbaud, nous devons faire ressortir fortement la valeur que ces signes acquièrent et par leur union et par leur concordance. En médecine, en effet, ce n'est guère qu'à l'aide de l'ensemble des phénomènes et de leur comparaison, que l'on recueille des notions nettes et exactes. Ici tout concourt vers un même but, la constatation de la folie, qui ne saurait dès-lors être méconnue.

Résumons rapidement les points principaux de la discussion à laquelle nous venons de nous livrer.

1° La prédisposition, résultat de conditions héréditaires et d'aptitudes individuelles acquises, fait naître la présomption de folie; elle confirme les données acquises par d'autres voies.

2° Pour démontrer la réalité de l'aliénation mentale chez Rimbaud, à l'époque du meurtre, nous nous sommes appuyés sur l'existence de la folie avant comme après l'événement, et particulièrement sur la persistance de la même forme; nous avons invoqué la nature des appréciations de l'accusé; nous avons montré qu'au moment de la perpétration, Rimbaud n'était pas en état d'intermission.

Enfin, pour confirmer ce résultat, nous avons recherché les mobiles du meurtre. A cette occasion nous avons reconnu la pureté de l'affection pour Depousier, et nous n'avons pas hésité à ranger ce sentiment perverti parmi les symptômes de la maladie mentale. Cette passion morbide a été dès-lors regardée par nous comme un des mobiles du meurtre n'ayant qu'une importance secondaire. Le *tædium vitæ*, le besoin de changement, l'exaltation morbide des idées religieuses, la passion désordonnée pour l'extraordinaire, la double propension irrésistible au suicide et à l'homicide, tels ont été les véritables mobiles de l'acte incriminé.

Il ne peut suffire de prouver que Rimbaud présentait, au moment de la perpétration, une altération grave des facultés intellectuelles ; il faut en outre déterminer la forme du délire et apprécier le degré de responsabilité de l'accusé.

Mais avant de procéder à ce double examen, nous devons vider une question capitale soulevée bien des fois dans le cours de ce rapport ; nous voulons parler de la simulation.

VII.

DE LA SIMULATION.

Cette question n'exigera maintenant que peu de développements, résolue qu'elle est en grande partie par les faits et les considérations disséminés dans les pages de notre travail.

1° Chez Rimbaud tout respire la folie, si l'on peut s'exprimer ainsi : son attitude, sa physionomie, son langage, ses paroles extraordinaires, ses actes bizarres, ses antécédents, etc., ont des caractères si tranchés, qu'un œil exercé ne tarde pas à repousser tout soupçon de simulation. Quelque rusé que l'on soit, on ne peut imiter si fidèlement la nature.

2° Pendant la période de quelques mois qui a précédé l'événement, Rimbaud a donné des signes si nombreux et si explicites d'aliénation mentale, que nous avons été pleinement autorisés à reconnaître que, dès-lors, l'accusé était frappé de folie grave. La preuve que nous avançons est d'autant plus convaincante, qu'à cette époque Rimbaud n'avait pas encore commis de méfait et qu'il ne pouvait avoir aucun motif de feindre et de se faire passer pour fou.

3° Rappelons la persistance complète de la *même forme* de délire constatée par un très-grand nombre de faits, depuis les premiers signes manifestes de folie jusqu'à l'époque actuelle. Une personne si jeune n'aurait pu avoir une pareille constance ; la nécessité de varier un délire simulé se serait présentée à son esprit.

4° Dès son premier interrogatoire devant le commissaire de police, *immédiatement* après la perpétration, Rimbaud a accusé les motifs qu'il n'a fait que répéter plus tard ; il a déjà dévoilé dans ses dires et à son insu, la forme de sa folie. Comment, quelques heures seulement après le meurtre et sous le coup de l'impression profonde qu'il venait de ressentir (sans en avoir pleine conscience), un jeune homme aussi inexpérimenté et d'un tel caractère aurait-il pu songer à choisir telle ou telle forme de folie, pour se créer un système de défense ?

5° Rimbaud si dépourvu d'expérience *n'aurait pu* soupçonner l'existence de la forme de maladie mentale constatée chez lui ; car peu de personnes connaissent à fond cette espèce de folie, la plus cruelle pourtant, parce qu'elle a une tendance prononcée à enfanter des malheurs. Il faut avoir vu de près un grand nombre d'aliénés, avoir vécu longtemps avec eux, pour comprendre complètement cette sorte de maladie mentale.

6° Comment d'ailleurs Rimbaud, aussi ignorant qu'il l'était des choses de ce monde, aurait-il été choisir justement l'espèce de folie que ne prennent jamais les criminels qui cherchent à se faire passer pour fous? Ceux-ci ne veulent pas adopter cette forme de maladie, parce qu'ils craignent de ne pas paraître assez aliénés; car, pour eux comme pour beaucoup de gens, la folie doit offrir en tout et partout quelque chose d'extraordinaire.

Les individus qui veulent simuler l'aliénation mentale choisissent presque tous l'une des deux espèces suivantes : les uns se livrent à une agitation bruyante, désordonnée, tout à fait extravagante, qui trompe rarement, parce que les aliénés, même au milieu du désordre le plus considérable dans les actes et les paroles, observent encore une certaine régularité, qu'il n'est pas absolument impossible de saisir.

D'autres, plus habiles, conservent un mutisme complet ou presque complet, qui les trahit plus difficilement. Très-sobres de paroles et d'actes, ils paraissent plongés dans une lypémanie stupide. Si ces hommes sont doués d'une grande force de caractère, ils peuvent tromper quelque temps des gens même expérimentés; mais on n'a que de très-rares exemples d'individus qui aient pu soutenir longtemps un pareil rôle, sous une surveillance assidue de jour et de nuit et au milieu d'épreuves renouvelées. Une parole, un geste, un regard involontaires, un acte inconséquent, en un mot un désaccord quelconque avec la forme de folie feinte, finissent tôt ou tard par trahir le criminel et le démasquer.

7° L'accusé ne présente ni l'une ni l'autre de ces deux formes de folie. Celle qu'on observe chez lui est de toutes peut-être la plus difficile à soutenir, précisément parce qu'elle comporte un certain nombre d'actes et de paroles raisonnables associés à des paroles et à des actes délirants. La quantité assez considérable de conceptions morbides que comporte cette forme, rend la simulation presque impossible. On remarque, en effet, que les idées délirantes et les actes extravagants, quoique assez nombreux, affectent pourtant un certain ordre, une constance, une ténacité particulières qu'il est difficile de soutenir.

Nulle forme ne prête plus aux contradictions, aux mensonges, aux hésitations, au trouble, aux invraisemblances. Nous ne craignons pas d'affirmer que tous ceux qui voudront essayer de feindre une pareille maladie seront bien vite démasqués. Peut-être une personne douée d'une grande intelligence et ayant vécu longues années avec les aliénés, pourrait-elle seule simuler convenablement cette sorte de folie; mais l'accusé n'est pas dans ce cas.

Nous avons observé chez Rimbaud une sincérité entière, une fidélité de souvenirs, une abondance de paroles, une absence complète de tout embarras, en tous moments une concordance parfaite dans ses dires, non-seulement quant à l'idée, mais encore quant à l'expression; et cette concordance, nous avons pu montrer qu'elle existait depuis les premiers signes manifestes de folie confirmée.

8° Quand Rimbaud a cru n'être vu de personne, il s'est livré à des actes bizarres et a proféré des paroles délirantes, exactement comme il l'avait fait lorsqu'il se savait sous les yeux des surveillants.

9° Placé au milieu des aliénés, à Marseille et plus tard à Montpellier, Rimbaud n'a fait subir à son délire aucune modification essentielle. L'on sait, en effet, que les aliénés sont moins sensibles peut-être à des influences de ce genre, que les personnes dont l'esprit est sain. Si l'accusé avait voulu se donner un type de folie, n'aurait-il pas mis à profit son séjour au milieu des fous, pour changer ou tout au moins pour perfectionner la forme adoptée antérieurement? Rien de pareil n'est arrivé : Rimbaud n'a rien ajouté à son délire, il n'en a rien retranché ; ses dires sont exactement ce qu'ils étaient, ils n'ont pas éprouvé la moindre modification.

10° Enfin, les preuves nombreuses de l'existence de la folie chez ce jeune homme, puisées dans les pièces de la procédure ou résultant de notre examen direct, en dehors des paroles de l'accusé, ces preuves tendent nécessairement à faire rejeter l'idée de simulation.

Il est un certain tact que donne la fréquentation assidue des aliénés, et qui ne permet pas de méconnaître une maladie mentale intense et caractérisée comme l'est celle de Rimbaud. Aussi n'avons-nous pas hésité à rejeter formellement la pensée de toute simulation de la part de l'accusé. Tous les phénomènes observés sur lui sont réels ; ses paroles sont sincères et véritables, la folie et non la ruse les a inspirées.

De ces considérations et d'autres que nous croyons inutile d'invoquer, il est résulté pour nous l'entière conviction que Rimbaud ne simule pas la folie.

VIII.

DE LA FORME DE FOLIE DE L'ACCUSÉ.

La longueur de ce rapport nous oblige à traiter brièvement la question soulevée dans ce chapitre. Nous sommes d'ailleurs d'autant plus autorisés à nous restreindre, que le problème à résoudre, très-intéressant sous le rapport scientifique, n'a qu'une moindre importance au point de vue médico-légal.

Considérons dans son ensemble le délire de Rimbaud :

1° Ses caractères dominants sont la préoccupation, la concentration, la tristesse.

2° Le délire de l'accusé n'est pas général, c'est-à-dire qu'il ne porte pas indistinctement sur toutes sortes d'objets. Les conceptions délirantes, quoique assez nombreuses, se rattachent à trois ou quatre idées principales ; ces conceptions ont de la persistance. Elles se sont sans doute maintes fois modifiées, atténuées, quelques-unes même se sont effacées ; presque toutes ont persisté après avoir subi des modifications plus ou moins sensibles.

3° La folie de Rimbaud a une tendance au suicide très-marquée, accompagnée de propension à l'homicide.

A ces traits, nous reconnaissons la forme de folie que beaucoup d'auteurs appellent lypémanie (terme créé par Esquirol) et que d'autres, d'accord avec les anciens, désignent sous le nom plus vague peut-être de mélancolie.

Sans doute, nous ne saurions voir ici la lypémanie telle qu'elle est sortie de la plume d'Esquirol. Ce savant aliéniste, en retraçant le type de cette forme, a considéré comme absolument nécessaires la concentration presque complète et l'existence d'une seule idée morbide ou d'un *très-petit* nombre d'idées délirantes. Esquirol a peint ce tableau d'après nature, et sa description est parfaitement exacte.

Toutefois, gênés par des restrictions si rigides, les observateurs ont bientôt reconnu qu'il existe un assez grand nombre de cas de folie dont les caractères, à peu de chose près, sont semblables à ceux qu'Esquirol attribue à la lypémanie; ces observateurs n'ont pas hésité à regarder ces cas comme de véritables lypémanies. En étendant ainsi un peu le sens de ce mot, ils ont modifié avantageusement la classification d'Esquirol. Nous nous rangeons à cette manière de voir, en donnant cette qualification aux cas de folie qui ont pour caractères essentiels : un délire non général, portant sur des groupes peu nombreux d'idées et de sentiments délirants; une tristesse plus ou moins profonde; des dispositions marquées à la réflexion et à la concentration *physique* et *morale*; et enfin des tendances fâcheuses. Esquirol était trop observateur pour ne pas être entraîné, en dépit de sa théorie, à ranger parmi les véritables lypémanies, des cas qui ont avec celles-ci des ressemblances frappantes : c'est ainsi que les lypémanies avec agitation, les démonomanies, etc., sont regardées par ce savant comme appartenant à l'espèce de folie qui nous occupe, sinon en théorie, du moins en pratique.

Les considérations qui précèdent s'appliquent parfaitement à l'aliénation mentale de Rimbaud. On y remarque moins de concentration, de limitation, d'invariabilité que dans la lypémanie type; mais on y trouve néanmoins les caractères essentiels de cette forme que nous avons énumérés.

Parmi les autres espèces de folie, il n'est que la monomanie qui puisse présenter plusieurs des traits de la maladie mentale de l'accusé. M. le docteur Aubanel a pensé que l'aliénation mentale de ce malade devait être rangée parmi les monomanies.

Nous ferons observer d'abord qu'il ne saurait être question ici d'une monomanie purement instinctive, ni même d'une véritable monomanie intellectuelle bornée à *une ou deux idées fixes*. Aussi le médecin de Marseille n'a-t-il pas hésité à déclarer que la maladie de Rimbaud n'est pas une monomanie, dans le sens strict du mot.

Nous trouvons un nombre trop considérable de conceptions morbides, une variabilité trop grande, et surtout une concentration, une tristesse habituelle trop marquées, pour permettre de classer la folie de Rimbaud parmi les monomanies, prises même dans un sens plus étendu qu'on ne le fait ordinairement.

Nous nous empressons toutefois de reconnaître que la variété de lypémanie observée chez Rimbaud est, de toutes les variétés, celle qui se rapproche le plus de la monomanie. Notre dissentiment avec l'habile médecin de Marseille est donc peu considérable au fond. D'ailleurs, il ne s'agit que d'un de ces problèmes scientifiques dont la solution peut donner lieu à une certaine divergence d'opinion toute naturelle en pareille matière.

La dénomination de la folie n'a du reste généralement qu'une importance médiocre au point de vue médico-légal proprement dit. Ce qu'il y a d'essentiel pour le médecin-légiste, c'est de faire connaître les symptômes physiques, de constater et d'apprécier les idées et les actions délirantes, afin de parvenir à déterminer le mode et le degré d'altération des facultés intellectuelles, et de juger par suite de la responsabilité de l'accusé..Il importe peu au fond, pour la médecine légale, que les paroles, les actes morbides, le mode de lésion des facultés, etc., autorisent à qualifier la maladie mentale de tel ou tel nom.

Il est cependant un cas dans lequel la solution du problème, objet de ce chapitre, pourrait avoir de l'intérêt aux yeux du médecin-légiste. Si l'expert était appelé à observer un fait de folie insolite quant à la forme, il devrait se tenir en garde et multiplier ses investigations. Tel n'est pas le cas de Rimbaud : la forme de son aliénation mentale est loin d'être rare; nous en avons vu nous-mêmes d'assez nombreux exemples, en dehors de toute expertise médico-légale.

Rimbaud est donc, à nos yeux, atteint de lypémanie avec tendance au suicide et à l'homicide. La rémission qu'il présente actuellement a beaucoup affaibli ces propensions funestes; l'impulsion à l'homicide paraît être presque entièrement effacée depuis quelque temps.

IX.

DE LA RESPONSABILITÉ DE L'ACCUSÉ.

Après avoir établi que Rimbaud était atteint de folie à l'époque même du meurtre, nous avons démontré que cette maladie doit être rattachée à l'une des formes les plus importantes de l'aliéna tion mentale, à la lypémanie. Pour nous conformer aux dispositions de l'ordonnance qui nous a investis de la mission que nous accomplissons, nous devons, en apportant plus de précision encore dans nos recherches, apprécier l'étendue et la portée morale des désordres intellectuels de l'accusé.

En considérant les faits d'abord dans leur ensemble, on reconnaît qu'un individu qui présente des altérations intellectuelles si nombreuses, si variées, si marquées, semblables en un mot à celles de Rimbaud, doit être considéré comme ne jouissant plus de son libre arbitre, et déchargé par conséquent de la responsabilité de ses actes. De pareils troubles ne peuvent se développer et persister sans porter une atteinte grave à la raison.

Un examen analytique détaillé nous conduit plus sûrement encore au résultat que nous venons d'énoncer.

1° Le délire dans les actes et dans les paroles se rattache généralement chez Rimbaud, avons-nous dit, à quatre classes principales d'idées : les idées de grandeur et d'ambition, les idées perverties se rapportant à Dieu et au démon, les idées ou plutôt la propension au suicide et à l'homicide, et enfin les idées qui ont pour point de départ la passion véritablement insensée pour Depousier. D'autres conceptions délirantes ont bien apparu de temps en temps, mais leur défaut de constance et d'énergie atténue leur importance.

Ces idées délirantes n'ont pas pris tout à coup possession de l'esprit de Rimbaud ; celui-ci a cherché d'abord à les éloigner, puis à les combattre ; mais bientôt, se voyant habituellement maîtrisé par elles, il a renoncé à une lutte devenue aussi pénible que stérile ; il s'est abandonné presque entièrement, et avec une sorte de plaisir amer, à ces conceptions, du moins dans son for intérieur ; il a pensé, et puis il a agi conformément à leurs incitations.

En donnant asile, dans son intelligence, à de pareilles idées, en se laissant dominer par elles, Rimbaud avait nécessairement ses facultés profondément altérées dans leur exercice.

En effet, ses actes, ses paroles, ses écrits démontrent que son imagination était déréglée, son raisonnement vicié, son jugement faussé ; de pareilles lésions ne permettent plus d'apprécier sainement la légitimité des conceptions intellectuelles et leur valeur morale. — On voit aussi en lui une sensibilité pervertie qui engendre des sentiments incompréhensibles, absolument contraires à ses affections habituelles. Ces affections anormales, en fournissant un point de départ faux, ont exercé sur l'intelligence proprement dite une grande influence ; elles sont devenues à leur tour la source de conceptions intellectuelles extravagantes. — Enfin, on remarque chez lui un affaiblissement considérable de la volonté, qui ne lui permettait plus de résister aux entraînements suscités par le délire.

Les pensées, les paroles, les actes, sont le produit du jeu de l'intelligence ; ils répondent à son état. Aussi ne tarde-t-on pas à voir un individu ainsi frappé, se livrer à des manifestations morbides ; car la barrière opposée par d'anciennes habitudes et un reste de sentiments naturels, devient bientôt insuffisante ; elle est brusquement renversée et le délire fait une irruption soudaine.

Les facultés intellectuelles s'enchaînent dans leur exercice, et se prêtent constamment un mutuel secours. Il est peut-être impossible que l'une d'entre elles soit profondément atteinte, sans que les autres n'éprouvent un pénible retentissement, et ne finissent par perdre quelque chose de la régularité de leur fonctionnement. Combien plus grande est l'influence de plusieurs facultés altérées !

Nous concluons que le degré de lésion des facultés intellectuelles de Rimbaud était plus considérable qu'il ne faut pour démontrer l'abolition de son libre arbitre, et pour établir par conséquent son entière irresponsabilité.

2° L'abolition du libre arbitre, chez Rimbaud, ressort de faits plus directs encore.

Immédiatement après l'événement dans la prison, plus tard à Marseille et à Montpellier, l'accusé n'a jamais apprécié avec toute la justesse désirable la portée du meurtre qu'il a tenté de commettre ; il n'a pas eu pour lui cette horreur légitime si reconnaissable, ces remords, ces regrets si naturels en de pareilles circonstances. Il ne connaît qu'incomplètement l'infamie de la peine qui pourrait le frapper. Au milieu même d'une rémission assez longue, assez forte, bien loin déjà de l'exaltation du moment, actuellement enfin, Rimbaud ne juge pas sainement un acte si atroce ; son libre arbitre n'a pas recouvré l'intégrité normale. Il a affirmé, à diverses reprises, avoir éprouvé souvent un *entraînement irrésistible.*

3° Nous ne pouvons terminer ce sujet, sans rappeler que nous avons considéré la passion de Rimbaud pour Depousier comme constituant un des symptômes principaux de la maladie, et comme une cause occasionnelle de la perpétration du meurtre. Du rapprochement de ces deux faits il résulte que la tentative d'homicide, ayant été effectuée conformément aux incitations d'une affection morbide, se rattache ainsi directement à l'état pathologique de cet aliéné. Cette circonstance frappante établit plus complètement encore l'irresponsabilité de Rimbaud.

X.

SUR QUELQUES OBJECTIONS.

Les considérations contenues dans ce rapport nous paraissent prouver incontestablement l'état de folie grave de l'accusé et sa pleine et entière irresponsabilité. Nous pourrions donc mettre ici un terme à ce travail; cependant, afin de ne laisser de côté aucune difficulté, nous croyons utile de répondre aux objections que pourrait soulever la solution finale que nous adoptons.

1° Devant la Justice, Rimbaud a refusé avec obstination d'expliquer le *motif secret* qui l'avait fait agir, tout en protestant vigoureusement de la pureté de son affection. Ce n'est qu'à Marseille, et plus tard à Montpellier, qu'il a donné des détails à ce sujet. Il a accusé cette attraction invincible pour l'extraordinaire qui l'entraînait, ce désir insensé, qui l'obsédait, d'être jeté dans les cachots les plus sombres, de passer en un mot pour le plus grand criminel qu'on eût jamais vu. A Montpellier, nous avons appris de plus que son obstination à proclamer l'existence d'un motif secret, qu'il refusait de révéler, était inspirée par le désir de paraître un plus grand criminel et de mériter ainsi des peines plus fortes.

Nous avons établi surabondamment la franche sincérité de Rimbaud , et nous croyons que les paroles de l'accusé reproduisent assez fidèlement les mobiles qui le dirigeaient. A l'époque du meurtre, Rimbaud ne pouvait se rendre un compte parfaitement exact des motifs qui le poussaient ; il a toujours dit qu'il se passait alors *quelque chose d'indéfinissable* dans sa tête. Mais plus tard, quand un peu de calme s'est établi dans son esprit, il a pu apprécier avec plus de netteté l'état de son intelligence pendant cette période.

2° La *préméditation* est-elle compatible avec la folie?

L'accusé a préparé le meurtre à l'avance; il a combiné assez habilement les moyens de réussite, et il a pris toutes les précautions utiles.

L'expérience de tous les hommes voués à l'observation assidue des aliénés est là pour répondre que les malades qui présentent même un désordre intellectuel des plus intenses, des plus caractéristiques, sont aptes à préparer, combiner et cacher les moyens de réaliser le but qu'ils veulent atteindre. Beaucoup d'aliénés se livrent à l'homicide, au suicide, avec une préméditation complète; pour s'évader, ils donnent des preuves extraordinaires d'haleté et de ruse; quelquefois même ils déploient une grande finesse pour réaliser en secret les actes de folie les plus bizarres.

3° *La folie n'a pas été reconnue* par ceux qui entouraient l'accusé au séminaire. Cette circonstance démontrerait-elle que l'aliénation mentale n'existait pas?

Tous ceux qui l'approchaient ont fait connaître les actes nombreux de bizarrerie de l'accusé et le changement important observé dans son moral; ils ont parlé de ses manières devenues extraordinaires, de sa tristesse fréquente, de la mobilité de son humeur, de sa préoccupation, de ses scrupules continuels, de l'affaiblissement ultérieur de sa ferveur religieuse; mais plusieurs ont déclaré en même temps qu'ils ne considéraient pas alors Rimbaud comme aliéné.

Nous ferons remarquer que l'accusé faisait les plus grands efforts pour cacher son délire et qu'il y réussissait habituellement, et qu'en outre ceux qui l'entouraient étaient presque tous des jeunes gens ou des personnes peu expérimentées en pareille matière. Pour la plupart des gens du monde, l'homme n'est guère aliéné que lorsqu'il se livre à des actes de la dernière extravagance, sous l'influence d'une vive agitation ; qu'il crie, déchire, frappe, se démène. Pour les hommes spéciaux, un tel malade est peut-être moins aliéné que les autres ; car il existe ordinairement, dans ce cas, la forme de folie appelée manie, qui résulte, à l'état de simplicité, d'une surexcitation plus ou moins violente des facultés psychiques, sans lésion radicale. Cette remarque nous fait comprendre comment les habitants du séminaire ont pu méconnaître un état que Rimbaud s'efforçait d'ailleurs de cacher. Cependant le Supérieur, plus clairvoyant, avait, après les faits marquants que nous avons rapportés, reconnu quelque chose d'anormal, et jugé désormais ce séminariste absolument impropre aux fonctions du sacerdoce.

4° *Le délire n'est pas continu.* Ce fait tendrait-il à prouver que la folie proprement dite n'existe pas chez Rimbaud ? C'est ce que nous avons à examiner.

L'accusé est habituellement assez raisonnable dans ses paroles et ses actes. Il peut suivre une conversation, faire des réponses exactes, obéir d'ordinaire aux convenances et se conformer aux règles de l'établissement ; sa mémoire est conservée, ses préoccupatrons sont fréquemment naturelles; il sait où il est et pourquoi il est renfermé; il a, jusqu'à un certain point, conscience de sa position. Mais, par contre, il se livre parfois à des actes bizarres, extravagants même; il a souvent des manières extraordinaires; il s'irrite facilement; il délire quelquefois spontanément, et plus fréquemment quand il est provoqué ou mis sur tel ou tel sujet; il ne peut soutenir une conversation longue et précise, etc. En résumé, Rimbaud n'est pas atteint d'une folie générale.

L'admission de folies partielles est fondée sur l'observation des malades; ces sortes de folies ne sont pas rares. Rigoureusement même, on peut dire que toutes les aliénations mentales sont partielles, mais à des degrés divers. Les aliénés même le plus fortement frappés conservent toujours quelque chose de leur raison première; seuls, les malades parvenus au dernier terme de la démence, c'est-à-dire à l'abolition absolue et définitive des facultés intellectuelles, présentent véritablement une altération générale. Le malade est alors incontestablement au-dessous de la brute. Mais cet état n'est guère qu'un résultat; comme l'a dit avec justesse Esquirol, la démence est le tombeau de la folie; aussi un grand nombre de médecins ne considèrent-ils pas la démence comme une véritable aliénation mentale. En dehors des déments, nous ne voyons guère que les individus plongés dans une profonde stupidité qui soient atteints réellement de folie générale.

La folie générale peut donc être regardée jusqu'à un certain point comme une exception.

Mais, alors même que la folie n'est pas complète, presque toutes les facultés intellectuelles sont lésées à des degrés divers, dans le plus grand nombre de cas. Les folies rigoureusement bornées à un *très-petit* nombre d'idées délirantes sont rares.

La maladie mentale de Rimbaud n'appartient pas à cette dernière catégorie ; elle rentre dans la classe commune, sous le rapport du délire, qui est assez étendu, comme nous l'avons montré.

En subissant des altérations, les facultés intellectuelles obéissent à une loi que l'expérience a révélée. Elles conservent, pour ainsi dire, plusieurs des habitudes régulières, et elles peuvent encore enfanter des conceptions normales. Toutefois il importe de remarquer que les idées raisonnables naissent presque toujours à l'occasion des choses ordinaires de la vie et des sujets les plus simples, ce qui démontre combien est grande au fond la lésion de l'intelligence. Habituellement le délire se produit avec facilité.

Presque toujours le désordre intellectuel est moins grand en apparence qu'en réalité, parce que l'aliéné, sachant que ses idées ne sont pas adoptées par tous, a d'ordinaire le soin de les cacher.

Rimbaud est tout à fait dans ce cas : sa folie est plus générale qu'on ne serait de prime-abord porté à le penser. L'accusé, en dehors du délire manifeste, présente presque constamment quelque chose d'insolite, d'étrange dans sa manière d'être, ce qui prouve et l'étendue et la continuité de la maladie.

Pendant le mois qui a précédé le meurtre, à l'époque de l'événement et durant les mois suivants, Rimbaud était dans un état de surexcitation qui correspondait à une altération des facultés intellectuelles plus considérable même que l'altération observée ultérieurement. La rémission survenue plus tard dans l'état de Rimbaud a atténué encore le désordre moral.

5° *Rimbaud a repoussé l'idée de folie.* S'il cessait d'être aliéné, s'il atteignait la guérison complète, l'accusé se rendrait un compte exact, et de son état passé, et de sa situation actuelle; il jugerait sainement ses actes et ses paroles, et il les regarderait comme le résultat d'une maladie mentale. C'est alors qu'il reconnaîtrait franchement et sans hésitation qu'il a été aliéné. Un pareil aveu est pour le médecin aliéniste un signe important du retour à la raison. Tant que le malade refuse de croire à sa maladie, le praticien a de la méfiance, malgré le concours de signes favorables; il craint avec raison que les apparences ne le trompent.

Ainsi, les dénégations de Rimbaud à ce sujet, si fréquemment renouvelées, loin de combattre l'admission de la folie, viennent, au contraire, en confirmer pleinement l'existence.

Depuis que l'accusé est en état de rémission plus marquée, il n'ose plus affirmer avec autant d'assurance qu'il n'a pas été fou; on observe chez lui une sorte d'hésitation. Néanmoins, au fond, il ne croit pas encore avoir été aliéné. Les évolutions qu'a subies l'appréciation faite par Rimbaud sont donc conformes à la marche ordinaire de ce phénomène.

XI.

CONCLUSIONS.

Les faits que nous avons exposés et appréciés et la discussion médicale à laquelle ils ont donné lieu, nous autorisent à adopter les conclusions suivantes, en réponse aux questions posées dans l'ordonnance du 4 décembre dernier, qui nous a donné mandat:

1° En général, l'état mental de Rimbaud est un état de folie à forme lypémaniaque, avec tendance à l'homicide et au suicide, ayant présenté de temps en temps des rémissions plus ou moins marquées, mais jamais de véritables intermissions;

2° Au moment du meurtre, l'état mental de Rimbaud était plus gravement altéré encore; l'aliénation mentale, tout en ayant la même forme, avait plus d'intensité et de puissance qu'aujourd'hui;

3° Cet état était tel, qu'en commettant le meurtre, Rimbaud n'avait pas la conscience que l'acte auquel il se livrait était un acte véritablement coupable;

4° En le commettant, il obéissait à une force, à des conceptions délirantes qui, paralysant son libre arbitre, le privaient de sa liberté d'action.

Montpellier, le 2 mai 1858.

René, Bouisson, Cte Cavalier.

SUITES JUDICIAIRES DE L'AFFAIRE[1].

Rimbaud, ayant quitté l'établissement de Montpellier le 12 juin 1858, fut dirigé par l'autorité sur l'asile d'aliénés de Marseille, où il est resté renfermé jusqu'à l'époque du jugement.

Le 23 août, l'accusé a comparu devant les assises des Bouches-du-Rhône, séant à Aix.

---

[1] Les pages qui suivent, ne faisant pas partie du rapport médico-légal, n'ont pas été soumises aux médecins experts, qui, sauf le rapporteur, sont étrangers à leur publication. C. C.

M. d'Astros, médecin des prisons et du séminaire d'Aix, M. Aubanel et deux des médecins experts signataires de ce rapport, étaient présents à l'audience, en qualité de témoins assignés à la requête du ministère public. Les médecins, appelés à déposer devant la Cour et le Jury, déclarèrent *tous* et avec énergie qu'ils croyaient à l'altération des facultés intellectuelles de l'accusé et à son irresponsabilité. M. Aubanel, qui lui avait donné des soins pendant les derniers mois de sa séquestration, déposa en outre que, dans sa conviction, Rimbaud avait *actuellement* recouvré la raison, et que ce résultat, annoncé par les améliorations progressives constatées d'abord à Marseille, puis à Montpellier et, dans ces derniers temps, encore à Marseille, avait rendu possible la comparution de l'accusé.

Les débats eurent lieu sans incident notable ; l'attitude de Rimbaud ne présenta rien de remarquable ; la timidité et la gaucherie paraissaient prédominer en lui.

Le ministère public soutint avec énergie l'accusation ; le défenseur fit ressortir les raisons propres à démontrer l'existence de la folie à l'époque de la tentative de meurtre. M. le président déclara, dans son résumé, qu'il ne s'agissait pas de dénouer un problème scientifique, mais qu'il fallait simplement résoudre une question de bon sens ; il ajouta que les jurés n'étaient pas appelés à se prononcer comme des savants, ni comme des académiciens. Ce magistrat posa, en terminant, les questions de tentative d'homicide volontaire avec préméditation, contenues dans l'acte d'accusation, et ensuite, en vertu du pouvoir que lui confère la loi, la question de coups et blessures.

Le jury répondit négativement aux premières questions et

affirmativement à la dernière. En conséquence, Rimbaud fut condamné à treize mois d'emprisonnement.

CONSIDÉRATIONS MÉDICALES.

Quoique cette publication ne s'adresse qu'à des médecins, je crois devoir m'abstenir de toute appréciation du verdict du jury; l'arrêt est rendu, et il ne reste plus qu'à s'incliner.

Néanmoins, sans porter atteinte aux décisions souveraines de la Justice, il est permis de rechercher les motifs qui ont pu dicter la détermination judiciaire. Les jurés se sont trouvés en présence de deux alternatives: d'une part, l'admission de l'homicide volontaire avec préméditation entraînant la peine de mort ou les travaux forcés; de l'autre, la question de coups et blessures ne comportant qu'une peine relativement très-légère.

Des pièces de la procédure, des débats, du réquisitoire du ministère public et des aveux de l'accusé, il ressortait pleinement et sans contestation que le fait incriminé était réellement une tentative d'homicide, que l'accusé avait eu certainement l'intention de donner la mort, et qu'en outre il avait agi avec préméditation. Comment donc se fait-il que le jury ait écarté les questions qui contenaient ces deux énonciations capitales? Mu par la conviction que l'accusé, par suite de quelque lésion morbide, n'avait pas agi volontairement, le jury a refusé, je pense, de faire peser sur lui une peine terrible; néanmoins, ne voulant pas le renvoyer complètement absous, il a répondu affirmativement à la question des coups et blessures. On est forcément amené à reconnaître qu'il a dû admettre, conformément aux rapports médico-légaux, une altération des facultés intellectuelles, et que cette persuasion a pu seule éloigner de l'accusé une peine infamante pour faire retomber sur lui un châtiment pour ainsi dire correctionnel.

Je n'ai pas l'intention de discuter ici, même au point de vue psychologique et médical, la question de savoir s'il est rationnel de prendre un terme moyen, et s'il n'y a pas danger à faire plier le fait de l'existence ou de la non-existence du libre arbitre, aux exigences de la faiblesse de l'homme appelé à juger son semblable? Doit-on croire que l'être humain jouissant de sa raison et de sa volonté, est pleinement responsable de ses actes et que, par contre, l'individu privé pathologiquement de ces facultés est complètement irresponsable? Faut-il penser que tout compromis entre ces deux termes est illogique? Les médecins sont sans doute compétents pour résoudre ces questions, et leurs réponses, que l'on devine sans peine, sont à coup sûr conformes aux exigences de la commune raison ; car on ne cesse pas d'appartenir à la grande famille des hommes de bon sens, en devenant académicien ou soldat de la science. Qui pourrait penser que l'expérience et le savoir acquis au prix de labeurs incessants, ont le triste privilége de rétrécir la portée de l'intelligence et d'infirmer la légitimité de ses jugements?

Qu'il me soit permis, avant de terminer cette étude, d'appeler l'attention sur quelques-uns des points principaux de la discussion médicale à laquelle nous nous sommes livrés. De nouvelles affaires peuvent présenter de l'analogie avec celle qui nous occupe, et il est avantageux de connaître le passé pour servir l'avenir.

Les experts, dans le cas actuel, n'ont été en présence que de

7

deux difficultés sérieuses : la réalité de la simulation et la valeur morale de la passion pour Depousier.

Dès que l'on admettait la sincérité de l'accusé, les faits, prouvant irréfragablement l'aliénation mentale, surabondaient au point d'embarrasser par leur nombre. Les nécessités logiques d'une exposition démonstrative ont pu seules nous obliger à rejeter la question de simulation vers la fin de ce rapport, quoique nous eussions dû, dès les premiers temps de nos investigations, aborder cette difficulté et la résoudre. Je m'empresse d'ajouter que l'examen auquel nous nous sommes livrés à ce sujet, n'a laissé aucun doute dans notre esprit. La médecine légale des aliénés trouve souvent sur son chemin ce problème ; elle ne saurait apporter trop de soins à sa solution. Quelques-unes des particularités de cette affaire contribueront peut-être à éclairer l'expert dans des circonstances analogues ; du rapprochement naît souvent la lumière.

L'affection violente de Rimbaud pour son condisciple était un sujet plus délicat ; car il faut se garder de considérer comme des actes d'aliéné les éclats d'une passion fougueuse et immorale. Si le malade doit être un objet de soins et de commisération, l'homme perverti, devenu criminel, doit être livré sans hésitation à toute la sévérité de la Justice. Qui ne sait combien la passion parvenue à son paroxysme ressemble, dans ses effets, à l'entraînement que subit parfois l'aliéné? Aussi avons-nous cru nécessaire de puiser les éléments de nos convictions, moins dans l'examen des caractères de la passion de Rimbaud, que dans l'ensemble des faits qui, étrangers à cette affection, ne pouvaient avoir aucune relation directe avec elle. Il ne faut pourtant pas négliger entièrement l'observation des phénomènes passionnels dans des cas pareils ; car un œil attentif parvient fréquemment à saisir les caractères qui distinguent la passion de l'homme sain d'esprit, quelque exaltée qu'elle soit, de la passion morbide de l'aliéné ; les manifestations ne sont pas toujours à beaucoup près les mêmes, dans ces deux conditions. Les marques de l'affection de Rimbaud ont présenté quelque chose d'insolite, de désordonné, de soudain, qui n'a pu échapper à l'analyse ; elles ressemblaient trop aux écarts de l'aliéné, pour qu'il fût possible de s'y méprendre.

Il y a d'autant plus d'intérêt à s'assurer si la passion génératrice de l'acte incriminé fait partie du délire, que plusieurs criminalistes ont prétendu n'excuser l'aliéné que dans le cas où il a agi sous l'influence directe d'une conception délirante. Une expertise n'étant pas un jugement, mais un moyen d'éclairer les juges, le médecin légiste peut se trouver en présence de magistrats qui partagent cette opinion.

Vaine distinction et qui ne peut dériver que de personnes étrangères à l'observation constante des aliénés. L'intelligence humaine forme un tout, et on ne la dissèque pas aussi facilement que pourrait le faire pressentir l'isolement apparent des paroles et des actes que l'on remarque parfois. Les facultés sont solidaires, et le trouble manifeste de quelques-unes révèle une altération profonde de l'intelligence. Rimbaud fournit un exemple frappant de cet enchaînement ; le délire était incontestablement beaucoup plus considérable en réalité qu'en apparence. C'est ainsi qu'un grand nombre d'aliénations, que l'on croit s'être révélées brusquement par quelque éclat foudroyant, existaient en secret et depuis longtemps déjà.

Ce n'est pas seulement au point de vue de la médecine judiciaire que ce fait présente de l'intérêt. Quel avantage n'y aurait-il pas à ce que chacun fût pénétré de cette vérité ! La société conserverait la sécurité qu'elle est en droit d'exiger, l'aliéné recueillerait les soins curatifs si nécessaires à sa fâcheuse position ; bien des malheurs irréparables seraient prévenus par un isolement réclamé en temps opportun.

Mais est-il des moyens de reconnaître l'aliénation mentale qui se dissimule ? Quand on remarque un changement assez rapide dans l'ensemble des habitudes et des affections, et qu'aucun motif raisonnable ne peut expliquer une pareille perturbation, on doit se tenir en garde, observer attentivement et appeler à son secours les lumières médicales, sans attendre les manifestations du délire dans les paroles. Dans son évolution, la maladie de Rimbaud a suivi cette marche ; et ce qui est à mes yeux peut-être la meilleure preuve de l'existence de la folie, c'est que tous les faits de la vie entière de l'accusé ont concouru, en s'enchaînant, à expliquer l'éclosion de la maladie mentale. Les symptômes antécédents donnent parfaitement raison de ceux qui ont suivi jusqu'au moment fatal ; à partir de l'événement et jusqu'à l'époque actuelle, ils ont encore conservé une liaison étroite. L'histoire pathologique consignée ici est une nouvelle preuve de la nécessité, pour la médecine légale des aliénés, de se conformer aux données de l'expérience, et de ne se croire en parfaite possession de la vérité, que lorsque les faits recueillis ont été contrôlés et confirmés entièrement par l'observation clinique.

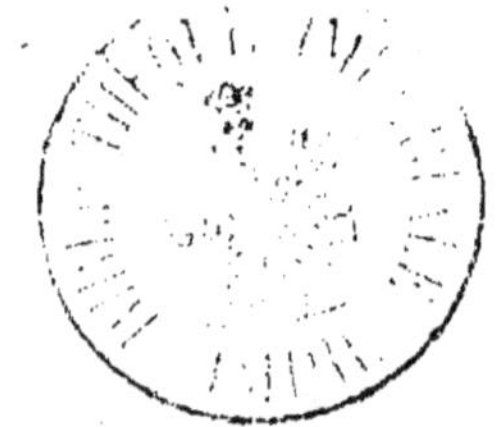

TABLE DES MATIÈRES.

FIN DE LA TABLE DES MATIÈRES.

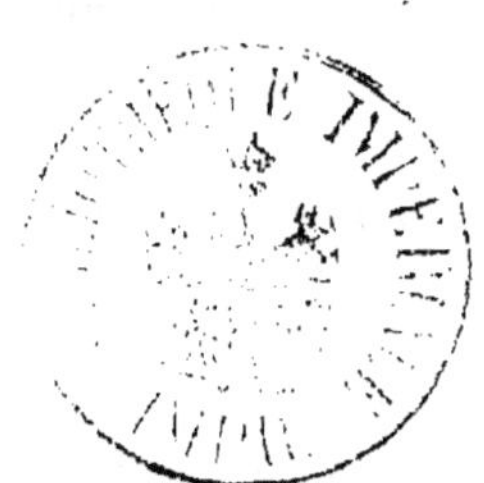

www.ingramcontent.com/pod-product-compliance
Lightning Source LLC
LaVergne TN
LVHW020033170826
845678LV00001B/225